補遺版

五感健康の力

岐阜大学名誉教授
岩田弘敏

はじめに

２００２年、『五感健康法のすすめ』を岐阜新聞社から出版して以来、五感健康法に関する著書を次々出版して9冊目までになりました。いずれもタイトルを健康法としてきましたが、健康法そのものの記述があまりにも少なく、読者には失望を与えてきました。そこで、10冊目は、タイトルを五感健康法としないで**五感健康**として、その五感健康の有効性を強調しつつ、過去の出版物で記述してきました、個別の五感健康法を列記し、それらに簡単な解説を加え、２０２２年1月、『**五感健康の力**』と題して、やはり岐阜新聞社から出版致しました。

五感健康法の普及は、岐阜県独自の事業でありますので、地元紙でありますます岐阜新聞社にご協力いただいて参りました。拙著はいずれも不人気で販売数が伸びず、もっぱら関係者に謹呈してまいりました。今回も販売数は少ないのですが、活字が以前のものより少し大きく読みやすくしたお陰でしょうか、それとも内容が多岐にわたっているので読者に興味を誘ったのでしょうか、思いのほか反響があり、先輩同僚からは、いろいろ的確なご指摘をいただきました。

私は、大学停年退官しました２０００年前後から、ストレスも多く、いろいろな健康上の不具合が生じてきていますが、そのために、いくつかの医療機関にお世話になり、歳を重ねてきましたので、健康寿命の延伸には貢献しておりません。しかしながら、幸いにも本年、満年齢で米寿を迎えることになりました。わが国の平均寿命を少し超すまでになりました。これを契機に、先に発行しました『五感健康の力』についての先輩同僚からのご指摘やご恵贈いただいた著書などを参考にしながら、また、私自身が前著出版以降に得ました新しい知見、特に全盲ろう者でありながら高い認知機能を維持していたヘレン・ケラー女史のことなどを含めながら、**『補遺版 五感健康の力』**を出版することに致しました。本書に対してのご意見、ご叱正、ご指導、ご鞭撻をいただければ幸甚です。

再三再四、岐阜新聞社出版室の皆さんには、多大なご支援、ご助力をいただきました、厚くお礼申し上げます。

２０２４年７月

岩田　弘敏

目　次

プロローグ　五感からの情報を用いた健康法

最近、新聞、雑誌など、さまざまな媒体で「五感を通して」とか「五感で感ずる」とか「五感を働かせて」というように、**五感**という言葉を目にします。

自然界や人為的につくられた環境からの、ありとあらゆる情報の入り口は、眼、耳、口、鼻、皮膚という五つの感覚器官です。そこで受けた感覚が**五感**、すなわち、視覚、聴覚、味覚、嗅覚、触覚です。この五感のうちの触覚には、触覚、圧覚、温覚、冷覚などの**皮膚感覚**の他に、振動、位置、運動、平衡などの**深部（運動）感覚**も含まれています。

すべての生活環境からの情報を五感で受けて、その人自身の大脳の中で処理され（人によって感受性に違いはありますが）、心地よく感じたり、感動したりします。五感から受けた環境情報で快感を覚えますと脳は活性化します。すなわち**五感健康**が成り立ちます。脳を活性化させ続け、はつらつとした人生を送ることができれば、認知症が予防できますし**健康寿命を**延伸させることもできます。快感を覚えるような、自然環境や人為的環境の作用を受けながら日常生活が送れる健康法を、**五感健康法**と称することができます。このように五感健康とその健康法を併せて、五感健康法としてきました経緯、それに『五感健康の力』を出版しようとしました根拠をエピソードなど交えながら、縷々《るる》述べていきたいと思います。

第1章

五感健康法と五感健康

２００２年出版の拙著、**五感健康法のすすめ**を五感健康法に関する、私の出版物の第１号としますと、本書で11冊目になります。９冊目まではいずれも本のタイトルを**五感健康法**としてきました。いずれも五感健康法とタイトルにしておきながら９冊を通して健康法そのものの記述があまりにも少なく、五感健康に重点を置いて記述してきたきらいがあります。それは、老人障害予防センターが設置された２００１年の時点では、五感健康法という言葉自体が存在していなかったからです。この新語の意味が分かりづらいと思いましたので、翌２００２年の出版物、**五感健康法のすすめ**で、五感健康法を**五感健康と健康法**との合成語とみなして、まずは前者の**五感健康、すなわち五感と脳と健康との関係**に重点を置いて執筆してきました。そのため、健康法の説明がおざなりになっていたきらいがありました。

そこで、２０２２年出版の『五感健康の力』には、本章（第１章）を設けて、まず五感健康法と五感健康との違いと考えを述べ、五感健康法の発想の経緯を具体的に記してきました。本書では、その後の知見をかなり補足しながら、『補遺版　五感健康の力』としました。

第1節　五感健康法とは

２００1年に設置されました岐阜県老人障害予防センター（２００6年に閉所）における**活動の基本的ねらい**は、「寝たきりや痴呆《ちほう》（２００4年暮れ以降、認知症としました）などに、まだなっていないときから、どんなことをしておけば、この病気にならずに済むのか、それらを推進するために、お年寄りが日ごろから人の集まりやすいところに積極的に出向いて、世間話やニュースに関して、『**質**』の高い交流をしていきながら、その場で様々な健康法、それも日常生活の中で実践できる、ごく自然で、最もなじみやすい、わくわくするような楽しい**健康法**、すなわち趣味娯楽の類いの**健康法**」を岐阜県内市町村に普及啓発することでした。

主観的認知機能低下（ＳＣＤ）や**軽度認知障害**（ＭＣＩ）も含めて**認知症**（ＣＩ＝Dementia）そのものにまだなっていない人に、認知症にならないように、または認知症の発症をできるだけ遅らせるには、どのような**健康法**をしておけばよいのか、このことについて、いろいろな認知症予防に関する参考書によって検討してきました。その結果、まず、認知症は精神疾患なので、精神医学的に行われている治療、リハビリについて調べますと、**芸術療法**、**作業療法**、**園芸療法**などが挙げられていました。また同様に、認知症は高齢者がかかりやすいので老年医学的には、**生活習慣病**（特に糖尿病、循環器疾患、高脂血症など）の予防・治療、**意・情・知の向上**（脳の活性化）、**アロマテラピー**、**動物介在療法**、**ウォーキング**などが挙げられておりました。このうち、芸術療法には、音楽、絵画、箱庭、彫刻、写真、陶芸、連歌、詩歌、俳句、ダンスなどが列記されており、いずれもおなじみのことで、これで脳が活性化できるのなら、即、これらに取り組めるのではないかと直感しました。認知症になっていない人に対しては、芸術療法ではなく**芸術健康法**というべきで、具体的には音楽健康法、絵画健康法、箱庭健康法、彫刻健康法などとなります。作業療法、園芸療法も前記同様に考えますと、作業健康法、園芸健康法となります。これらは感覚器官、すなわち視覚、聴覚、触覚などの五感から感動するような情報を得て行う健康法ですので、一括すると**五感健康法**と呼称することができます。なお、五感を用いた根拠は、当時、国内では井の中の蛙で、国内の景観や思考に無頓着でしたが、１９７１年、初めてドイツの地に立ったとき、強烈な「所変われば品変わる」感（景観、言葉、味付けなどの入り口は五感）があったからです。

しかしながら、**五感健康法**という言葉は、初めて語り、初めて聞く言葉であり、広辞苑や医学書などの辞書類のどこにも載っていない言葉ですので、当時、世間一般に流布してよいものかどうか、一抹の不安を感じておりました。念のため、ネットで調べてみましたところ、「五感健康法」でヒットはしましたが、一ページに五感と健康法と離れて載っているものを拾ったようなものが数件、見つかったにすぎませんでした。やはりこの言葉は、新語で、私たち、岐阜県人だけに通用する言葉であり、社会的認知が得られそうもありませんし、他県の人々からは俗語、民間療法の類いと疎んじられそうでした。そのころ、岐阜県では音楽療法、園芸療法などはよく認知されていましたが、健常者に音楽健康法、園芸健康法などと称する雰囲気はありませんでした。ましてや五感健康法は、五感健康法という言葉だけで、内容が明確になっておらず、単に五感から感動するような刺激を受けながら、からだを動かす**健康法**と解釈されているにすぎませんでした。そこで、岐阜県民だけには、五感健康法を正当な用語として認知していただくために、**五感健康法とはなにか**を明記した**五感健康法のすす**

めという読み物を、地元紙である岐阜新聞社から自費出版致しました。
ごく最近になって、何気なく**五感健康**をネットで検索してみましたところ、検索数は五感健康法よりもはるかに多く、その検索数の多さに驚きました。これでは、世間は五感健康が主流で、**五感健康法**は五感が付いた単なる健康法としか受け取られかねないと思いました。そこで、両者をネットで丁寧に検索してみますと、両者には、ほとんど違いがないように感じてほっとしました。2002年当時、仮に五感健康をネットで検索しても五感と健康とが載ったものが検索されて、五感健康という言葉は皆無だったのでないでしょうか。

1989年、岐阜県総合医療構想研究懇談会（私が座長でした）に対して、南飛騨健康保養地に備えるべき認知症予防になりそうな健康法にはどんなものがあるか、当時の岐阜県の梶原拓知事から、岐阜県健康長寿財団事務局を介して、諮問されました。当時、最初に、精神科の委員から絵画療法が挙げられました。次いで、他の委員から順次、音楽療法、芳香療法、食療法、運動療法、動物介在療法、温泉療法など、いわゆる**芸術療法**、**五感療法**が列挙されました。認知症になっていない健康な人たちには療法では好ましくありませんので健康法と呼称し直して、保養地に備えるべき健康法としては、**芸術健康法のいろいろ**、もしくは**五感健康法のいろいろ**ではどうかと県知事に答申致しました。2001年6月、私は、老人障害予防センターの月1日の非常勤所長になっていましたが、9月、不幸にして心房細動起因の脳塞栓で入院し脳カテーテル治療を受けました。入院2週目に、県庁で老人障害予防センター設置関係の知事をはじめ県3役など県幹部ヒアリングがあり、そこへの招集を受け、点滴針を装着したまま出席し発声困難な状態で説明しました。その場で五感健康法の啓蒙を老人障害予防センターの主要業務とすることが承認されました。その直後、数社の新聞社からの取材を受けましたので、承認内容を説明しました。その後、本書第5章第1節で解説しますが、同年10月4日、老人障害予防センター開設記念シンポジウムが開催され、「老人障害は**五感健康法**で予防できるか」と題したパネルディスカッションが行われました。岐阜県健康長寿財団事務局が企画しましたシンポジウムのタイトルに**五感健康法**という言葉を用いてくれたことに感動しました。シンポジストたちも、健康人には、それぞれ担当の感覚器名を付して**視覚健康法**（**色彩または絵画健康法**）、**聴覚健康法**（**音楽健康法**）、**嗅覚健康法**（**芳香健康法**）、**味覚健康法**（**食健康法**）、**触覚健康

法（鍼灸《しんきゅう》マッサージなど）と称することに異存はない様子でした。これで岐阜県では五感健康法が完全に認知されたものと確信しました。

この**五感健康法**は、繰り返しになりますが、**健康法**が主体で、これに情報の入り口である**五感**という言葉を頭につけたにすぎませんでした。情報は、**快適に感動**（景観、音楽、食べ物、香り、感触など）をもたらすようなものを指します。五感健康法を強いて定義づけますと、**「五感を刺激することにより脳を活性化させ、恒常性を維持し、自然治癒力を高め、心とからだの健康保持・増進を図る健康法」**となります。本書188ページから**日常的・非日常的な五感健康法**の数々を掲載します。

第2節　五感健康とは

五感健康を医学用語の一つと捉えるのであれば、「**心とからだと自然の調和**」を科学する医学となりますので、この3者の接点は五感となります。ならば自然医学というべきものです。自然（環境）と医学を結びつけるところは、五感です。ですから**五**

感健康医学ともいえるのではないでしょうか。次章の章末に**六根清浄**《ろっこんしょうじょう》のことを記しました。**清浄**は仏教的には煩悩を断ち切って心身を清やかにすることですが、一般的には**心身の健康をめざす**ことといえないでしょうか。そのようにいえるのであれば、六根健康となりますが、六根のうち意（思考の働き）を除外した五根（五感）と清浄を結べば、**五根清浄**、すなわち**五感健康**となりませんか。

　五感から入力された情報はすべて脳へ行きます。発生学的に五感と脳は、同じ外胚葉からできていますので、相互に密接に連結しています。この**五感健康医学**で重要なことは、環境から五感を介して脳に入力された快適な刺激が脳血流を高め、脳を活性化させ、認知症などを未然に防御することです。そのメカニズムを科学（理性的、知的に探索）することが五感健康医学です。

　外部環境からの情報が脳内に**入力**され、そこで情報処理した結果、運動、反応、作用、機能などとして外に表出されます。これを**出力**といいます。このプロセスで脳が活性化します。

　２００３年夏、爆発的人気でベストセラーになりました養老孟司東京大学名誉教授執筆の単行本、**『バカの壁』**（新潮社）を読んで、その前年2002年、**五感健康法のすすめ**を、不安いっぱいで発行したばかりでしたので、私には『バカの壁』は福音書のように思われました。私の提唱と、初めて一致した考えの持ち主に会えたような気分になり、感激したものです。

早速、翌2004年発行の拙著、**五感健康法を愉しむ**の「**はじめに**」に、『**バカの壁**』の中から五感健康法に関連すると思われる箇所を引用しましたので、ここでも同文を再掲します。

入力は情報が脳に入ってくることで、**出力**はその情報に対しての反応。入力は**五感**で、出力というのは最終的には意識的な出力、非常に具体的にいうと**運動**のことです。**話す**のも運動だし、**書く**のも運動だし、**手招き**も**表情**も全部運動になる。さらにいえば、**入力された情報について頭の中で考えを巡らせること**も入出力のひとつです。この場合、**出力は脳内の運動**となっていると考えればよい。コミュニケーションという形を取る場合には出力は何らかの運動表現となる。

五感から入力して運動系から出力する間、脳は何をしているのか。**入力された情報を脳の中で回して動かしているわけ**です。この**入力をX、出力をY**とします。すると、**Y＝aX**という一次方程式のモデルが考えられます。何らかの入力情報Xに、脳の中でaという係数を掛けて出てきた結果、反応がYというモデルです。この**aという係数は何か**というと、これはいわば「**現実の重み**」とでも呼べばよいのでしょうか。人によって、またその入力によって非常に違っている。通常は、何か入力Xがあれば、当然、人間は何らかの反応をする。つまりYが存在するのだからaもゼロではない、ということになります。ところが、非常に特殊なケースとしてa＝ゼロということがあります。その場合、入力に何を入れても出力はない。出力がないということは、行動に影響しないことです。行動に影響しない入力はその人にとっては現実ではない、ということになる。

養老孟司著『バカの壁』から引用

私は、この係数aを関心、感受性と解釈しています。もし無関心であれば、入力に対しての係数aはゼロになります。現実の話ではなくなります。係数aは感受性を意味し、五感に対する感受性の違い、感動の違いかもしれません。五感健康から考えるとき、五感からの入力に掛けられる係数ａは非常に重要な意味があります。私たちは健康に関心を寄せてゼロだけにはしたくありません。五感から入力して、前記の引用文中、太字にしましたように、脳内が活性化し、何らかの運動として出力すると健康を形成することになります。五感と脳活性化については、本書136ページの**五感と脳活性化**と**健康**の組み合わせです。すなわち五感健康とは、**五感と脳活性化と健康の恒常性維持には**、および152ページの**五感からの快感の回路**という項で詳述しますが、自律神経系、内分泌系、免疫系のトライアングル機能を発揮させて健康を維持する、この組み合わせ、すなわちＹ＝ａＸのモデルを科学的に解明すること、このような学問のことを**五感健康学**、あるいは**五感健康医学**とでもいえないでしょうか。

五感健康学は、五感健康法とは異なり、「**快適な様々な刺激を脳内回路に与えて、そこで情報処理し脳を活性化させ、恒常性を維持し、自然治癒力を高める生理機構**」のエビデンスを得ることと考えます。五感それぞれの生体機能に及ぼす作用、あるいは効果につきましては生理学的に証明されています。認知症になっていない人が、そのまま認知症にならないようにするには五感健康を、どのようにしていけばよいのかのエビデンスを得たいものです。

公益財団法人ファイザーヘルスリサーチ振興財団（私は、この振興財団創設当初から評議員で、現在は退職して名誉理事）の購読物、ヘルスリサーチニュースがあります。２００９年10月、**ヘルスリサーチニュース**の「ライブラリー、リレー随想」（第19回）に執筆を依頼されましたので、五感健康法は自然医学でもあり、保健医療福祉に関係が深いと考え、これを普及するために「五感健康法の有効性のエビデンスを得るヘルスリサーチは？」というタイトルの随想を第三者的立場で書いたものがあります。その全文を参考までに掲載します。

五感健康法の有効性のエビデンスを得るヘルスリサーチは？

「五感健康法」というものがある。これは「五感を刺激することにより脳を活性化させ、恒常性を維持し、自然治癒力を高め、心身の健康保持・増進を図る方法」と定義されている。園芸、旅行、ウォーキング、料理などの趣味・娯楽の類いである。心身障害者などに対して臨床医学的にエビデンスが得られている色彩

（絵画）療法、音楽療法、アロマテラピー、食療法、温泉療法などがある。エビデンスが得られている療法であれば、当然、健康者にも有効であろうとの発想で提唱されたのが色彩（絵画）健康法、芳香健康法、食健康法、温泉健康法などで、これらを統合して五感健康法と称している。しかし、健康法としてはエビデンスがない。エビデンスがないだけに説得力がなく、啓蒙普及しにくい。

健康であることは、五感からの外的環境、あるいは内的環境に対して恒常性が維持されている状態と言われている。五感健康法を日常励行していれば、絶え間ない環境の変化に対して、生体の形態的、機能的状態が恒常性の範囲内（**健康保持**）に保持されているかどうか、否、むしろ恒常性の範囲（幅）を広げる作用（**健康増進**）を示すかどうかのエビデンスを得ておきたいものである。しかし、そのためのヘルスリサーチを行うことは至難の技である。ある健康障害に対し治療効果が上がり、機能修復ができた療法を健康者用にリアレンジして、それを健康法として、それが健康保持・増進に役立つかどうかのヘルスリサーチができればよいのだが。

2009年ファイザー・ヘルスリサーチニュース「ライブラリー、リレー随想」から引用治療的に用いる技法、手段には、エビデンスが得られています、否、得られていなくてはなりません。健康法にもエビデンスが必要なのでしょうか。もちろん、エビデンスがあったほうが、例えば、ある特定の健康法で、心肺機能が高まる、筋力がアップする、脳機能が活性化する、体温調整が良くなる、などのエビデンスを得ておくほうが、啓蒙普及には有効かもしれません。しかし、趣味娯楽を含めた五感健康法は、エビデンスの有無に関係なく、励行されています。快感、快適さを求めての健康法だからでしょう。一方、リハビリで行われている治療的健康法（リハビリでの運動訓練）は、苦痛だったり、快適さがないことが多いでしょうが、この場合は、ほとんど効果（治癒）のエビデンスがありますので、我慢して、その療法を継続していきます。

五感健康法による有効性のエビデンスが得にくいのは、五感それぞれの受容器が異なり、効果判定が難しいからです。また、五感の脳内神経回路のネットワークが機能的に補完し合うからではないでしょうか。五感健康の有効性のエビデンスが、治療的に有効だと実証されていれば、健康者にも有効とみなして推奨しても良いのではないでしょうか。

大学時代からの知己であります、小山田隆明岐阜大学名誉教授（専門は学習心理学、認知心理学、行動の意識的統御論）から、**感覚刺激遮断・削減**（sensory deprivation）と心的機能との実験結果について記した**書簡**をいただきました。大変興味がありましたので、書簡の一部、原文のまま引用させていただきます。

私が大学院生の頃、所属していた研究室での「**感覚刺激遮断、削減が高次認知機能**（**言語表現能力など**）**を阻害し低下させる**という実験結果」を報告したことがあります。（他の研究者たちは**脳波の徐脈化**、**知覚異常**、**刺激飢餓状態**などを報告していましたが）。ここでの感覚刺激の遮断・削減は、防音、隔離した部屋に12、24、48時間滞在するというもので、このテーマの背景にはソ連、中国などにおける洗脳（brain washing）、刑務所での長期間の独房収容、鉱山での事故での長時間閉じ込められ、などがありました。アメリカやカナダの研究者の中には、感覚刺激遮断、削減状態が人格の統御機能を脆弱化させるゆえ、歪んだ人格の再形成に用いることができるとして心理療法に用いた人たちもいました。今、思えば五感健康法と真逆ですが、それだけに五感健康法が重要なことと思います。

このような実験は、今日では、とてもできません。今となれば、これは貴重な実験結果です。防音、光遮断の隔離であれば、たとえ1日、2日と短時間でも五感の働きの大部分を占める視聴覚の遮断ですから認知機能低下が起こっても不思議ではありません。感受性aが一定以上あったとしても五感刺激Xが限りなくゼロに近づけば、Yも限りなくゼロに近づいて脳血流は低下することでしょう。この実験は健常者を対象としていますので、たとえ短時間でも視聴覚の遮断で、敏感に反応して脳血流が阻害され認知機能の低下をもたらしたものと考えられます。ましてや、乳幼児期から視聴覚を失っているとすれば、認知機能はどうなるのでしょうか、健常者の短時間、視聴覚遮断でも認知機能が低下するのに、長期間（生涯）、視聴覚が遮断されていますと認知機能は著しく低下するはずです。現実には、残された触覚などが視聴覚を代替補完して、見事に五感健康を成し遂げている実例を、本書第5章第10節「**触覚の力**」を起こし、そこに追記致します。

第2章 1971年以降の自分史からえた五感健康

第1節　1971年、初の海外生活で五感を刺激

1．初の渡独で五感刺激

私にとって初めての海外渡航は、1971年の渡独でした。**所変われば品変わる**ということわざがあります。これは、その土地ごとに習慣や風俗、文化、言語が変わるという意味です。

私は19歳で、当時、愛知県八名郡八名村中宇利（現在の新城市）の親元を離れて岐阜県の稲葉郡那加町（現在の各務原市）に来ました。その2年後には岐阜市に移り住みました。27歳のとき結婚。すぐに公衆衛生の研修のため、単身上京し、1年間過ごしました。28歳のとき帰岐し、6か月後、今度は妻と飛騨の神岡町で半年間生活しました。35歳のとき家族ともども渡独して、そこに1年間滞在しました。38歳で和歌山県立医科大学教授に就任。10年間和歌山県で家族と暮らし、48歳のとき岐阜に戻って今日に至っています。

このように若輩のころ、居住地を転々とし、その都度、「所変われば品変わる」を

実感してきました。それぞれ習慣、風俗、文化が異なります。ましてや外国になりますと、大きな変化があります。何よりも大きな違いは言葉です。五感から受ける、ありとあらゆる情報が、ドイツ語で入り、いずれも新鮮に感じ、国内での居住地の変更で受ける「品変わる」感とは比べようがないほど強烈な「品変わる」感でした。五感をフルに働かせて得た情報は、物珍しく、感動的で、時に興味深く、快感を覚えることがありました。それが1971年のことです。

私の留学先は**マックス・プランク農業労働・農業技術研究所**で、そこは、フランクフルト・アム・マインからパリ行きの急行列車でおよそ1時間、マインツからおよそ30分のところにある町、バート・クロイツナッハにありました。

その研究所に行く前に、最低限度のドイツ語能力を高めるために、**ゲーテ語学研修所**での8週間コースを受講することにしました。研修所は、ミュンヘン近郊のエバースベルグという小さな町にありました。1971年7月から単身で渡独、語学研修所に通い、同年9月、家族とバート・クロイツナッハで合流しました。

2. 五感で感じたドイツなど欧州のイメージ

ミュンヘンに到着早々、驚くことばかりでした。中でも南ドイツでは、挨拶が「グーテン・モルゲン」、「グーテン・ターク」ではなく、常に「グリュース・ゴット」と挨拶が交わされることに驚き、習ってきたドイツ語が間違っていたのかと焦りました。飲料水が硬水であることは承知していましたが、到着初日のホテルで水道水を飲んで、激しい下痢に襲われました。研修の休講日、ミュンヘンの酒場で、ビールとヴァイス・ブルスト（白いソーセージ）を口にして油脂の強さで嘔気をもよおしました。研修所の所外研修での研修小旅行で絶景に遭遇し感動したこと（NHKテレビのドイツ語講座で見た映像と同じ景観）や、かつて満州のドイツ領事館に勤務していたというエバースベルグ在住の老夫婦から日本人研修者が毎週末招待され歓談しました。これらいずれも五感を通して、新しい情報として入ってきて、パニック状態になりました。

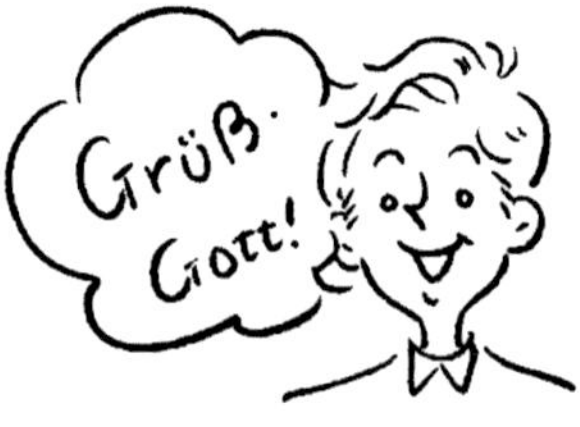

ドイツ南部のエバースベルグから移ったドイツ中部のバート・クロイツナッハという町は、ライン河に注ぐ支流、ナーエ川に沿った、人口5万人程度の風光明媚な町でした。リウマチなどの慢性疾患をもつ人々の療養地としても有名で、大変のどかな温泉町でした。西ドイツの中では比較的温暖な地であるだけに、ブドウの産地の一つに挙げられていました。

ナーエ川岸近くに**クアハウス**（41ページ写真1）がありました。そこは第2次世界大戦後、初のアデナワー大統領とドゴール大統領との独仏首脳会談が行われた建物で、地元の人々には自慢の場所でした。クアハウスの外壁面に、歴史的会談が行われたという記念プレートが掲げてありました。また、街内のナーエ川には数本の橋が架かっていますが、このうちの一つは、数軒の店舗が橋上にある、**風変わりな橋**（写真2）で、これも町の名所となっていました。その他、三十年戦争の傷跡の残った建物がいくつかあり、保存されていました。

ナーエ川左岸側は、なだらかな丘陵になっており、一面、黄緑に染まった**ぶどう畑**（写真3）が広がっていました。ナーエ川にはボートやヨットが浮かんでいました。右岸には、先ほどのクアハウスがあり、その上流一帯は広大な敷地の公園（現在の岐阜県可児市にある**ぎふワールド・ローズガーデン**に類似）でした。クアハウス傍らの公園入場門を通り抜けると、赤、白、黄が目立つ**チューリップの庭園**、続いて白いベンチを前にした野外演奏用の**音楽堂**があり、さらに進むと、ドーム型の**飲泉館**、塩水噴霧を受ける**休憩広場**（写真4）、緑に囲まれた**鉱泉プール**、さらに奥にはサリーネという巨大な**健康装置**（かつての製塩所で、現在は塩水噴霧でマイナスイオンが浴びられる高架健康柵）（写真5）が公園と奥のスポーツ広場とを区切るように長蛇状に続いていました。公園周辺には、いくつかのリウマチ治療クリニック、大小さまざまなホテルやレストラン、土産物店などがありました。

この広大な敷地の公園は、美しい景観、花の匂い、音楽堂からの吹奏楽、塩水噴霧など五感に快適な刺激を与えてくれる健康保養地でした。高齢者などの観光客・湯治客が集まりやすくなっているようでした。また、川面にボート、ヨットが浮かんでいる、青少年たちの運動施設、レクリエーション広場でもありました。滞在中、休日には家族と一緒に、観光客、湯治客に交じって、その保養地界隈、土産物店を散策したものです。これらのことが、後に五感健康法を発想させるきっかけとなりました。

蛇足ですが、滞在中、次女が高熱を出したとき、モダンな小児科の大病院で診察を

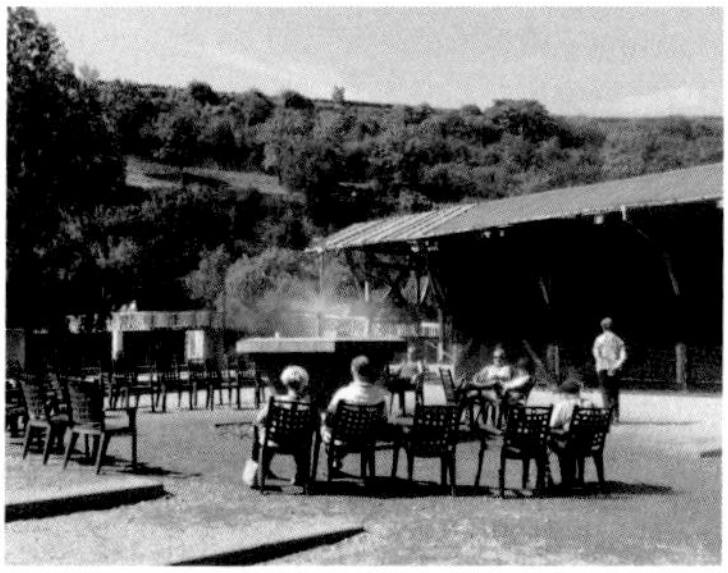
休憩広場（写真4）

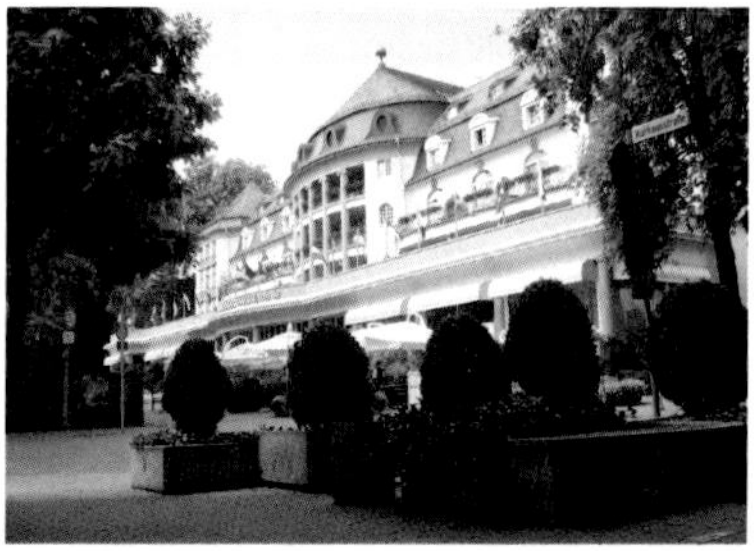
パークホテル　クアハウス（写真1）

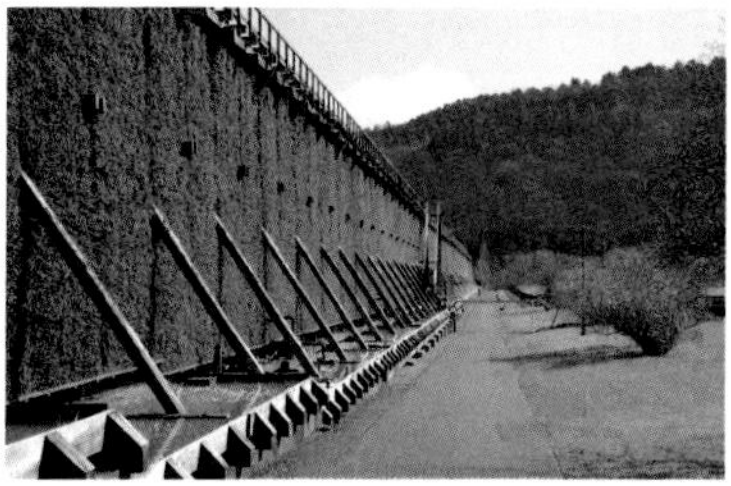
バート・クロイツナハ、ザリネンタール（写真5）

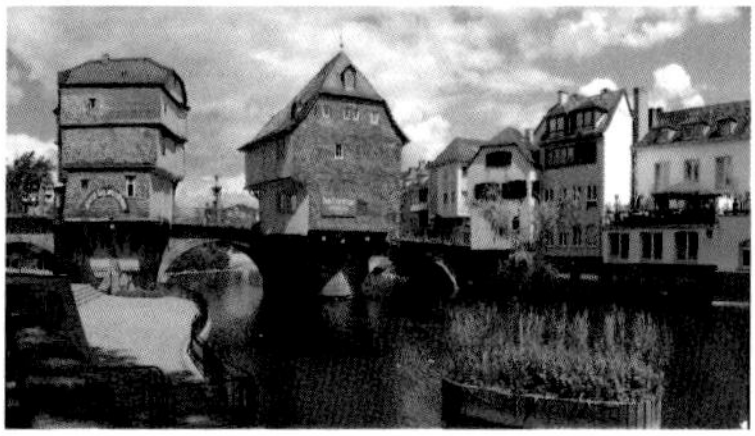
アルテ・ナーエ橋（写真2）

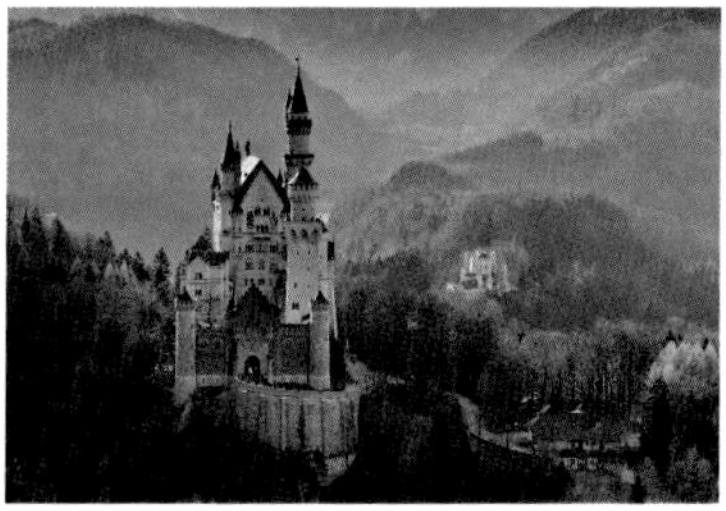
ノイシュヴァンシュタイン城（写真6）

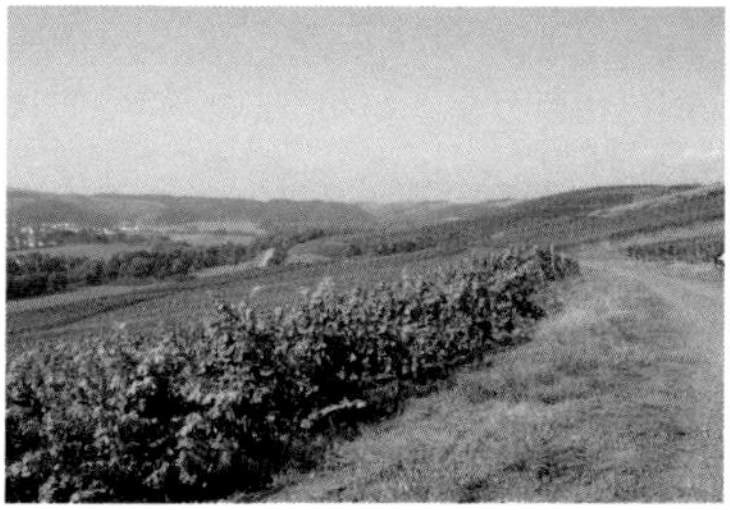
ぶどう畑（写真3）

写真出典先：http:/commons.wikimedia.org/
写真1　アホロートル No.733
写真2　ハンス・ヴェシュタ、リューデスハイム・アム・ライン
写真4　エドガー・エル
写真5　プデレク（マルチン・スザーラ）
写真6　パブリックドメイン（公有）

受けたことがあります。病院長は、たまたま娘たちが通っていた幼稚園の園医をしており、一度だけですが幼稚園で、その院長の衛生講話を聞いていましたので若干面識があり、おかげでスムーズに対応していただきました。処方は、東洋医学的というのか、自然療法的というのか、レモン湯を飲ませ、塩をまぶした乾ビスケットを食べさせ、寝かせておけば翌朝には治る、というものでした。確かに翌朝には回復しましたが。また、町のあちこちの薬局の店頭には**漢方飴**が販売されていたのには驚かされました。ドイツは、今日、認知症予防に**イチョウの葉**が有効といっている国ですから、漢方医学がかなり以前から導入されていたものと思われます。また、公園内はもちろん、郊外にも緑豊かな森があり、そこで**森林浴**が行われていました。

まず、家族と合流したばかりの9月のある週末、ビンゲン（ナーエ川がライン河と合流する地点の町）からコブレンツまで**ライン下り**をし、有名なローレライの奇岩を感動しながら眺めました。滞在中、季節の節目には、1週間ほどの休暇があり、クリスマスの休暇には、実家が西ベルリンにあるという研究所員の誘いで、西ベルリンに同行して数日間過ごしました。その折、カラヤンが指揮するベルリンフィルのコンサートや子ども向けの「赤ずきんちゃん」劇を鑑賞できました。

1972年の春、1週間の休暇で**ウィーン**（市民公園のヨハン・シュトラウス像）、**ローマ**（**サンピエトロ大聖堂**、**コロッセオ**、**トレビの泉**、**古代ローマ遺跡**など）、**ミラノ**（**ドゥオーモ大聖堂**、サンタ・マリア・デッレ・グラツィエ教会のダビンチ画「最後の晩餐」など）の諸都市を列車で巡りました。

航空運賃にディスカウント制度があることを知らされずノーマル運賃で東京・フランクフルト往復切符を購入しましたので、フランクフルトを起点に欧州諸都市の周遊ができることから帰国寸前の10日間ほどで、**パリ**（エッフェル塔、ノートルダム大聖堂、モンマルトル丘上のサクレクール寺院、ヴェルサイユ宮殿など）、**ロンドン**（ビッグベン、ウェストミンスター寺院、バッキンガム宮殿・衛兵交代、トラファルガー広場など）、**ブリュッセル**（グランプラス、小便小僧像）、**コペンハーゲン**（宮殿前の衛兵交代、人魚姫像）、**ストックホルム**（街中散策、広い道路内にある公園）、**アムステルダム**（中央駅から観光船に乗り、オランダ風車、ゴーダチーズ試食）などを巡りました。以上の各都市名の後の（　）内には、それぞれの都市で眼にした建造物、銅像などを記しました。

その他、週末に、ルクセンブルク、ハンブルク、ケルン、デュッセルドルフ、アーヘンなどにも出かけました。それぞれの都市で「所変われば品変わる」を実感しました。

第2節　和歌山県立医科大学に赴任して

1．教授としての初仕事

ドイツから帰国2年後の1974年10月、和歌山県立医科大学公衆衛生学教室の主任教授に就任しました。弱冠38歳のときでした。帰国翌年（1973年）4月から、岐阜では、いくつかの任務、他大学の講義（非常勤講師）などがあり、翌年も講義などが続き、就任が10月からでは年度途中でしたので、ドイツ渡航中の空白期間の穴埋めも含めて、岐阜大学での助教授としての任務の残務整理もしなくてはならず、焦燥感に陥っていました。そこで、10月から12月までは教授会開催日など週1泊2日程度の変則的勤務の許可をいただき、それに沿って出勤し、教授会に出席しておりました。12月暮れまでに居住所を決定しなくてはならず、和歌山でのわずかな空き時間を利用して必死に探し回りました。当時小学3年生と1年生であった娘たちが、3学期から編入できる小学校校区を決めなくてはならなかったからです。決まれば、次に小学校への編入学手続きをし、並行して家族全員の引っ越し準備などをしなくてはなりませんでした。やっと私たち家族全員が転居できましたのは、子どもたちの編入できる小学校の3学期始業直前の、翌年（1975年）1月6日でした。

このような慌ただしい暮れに、1週間ほど、**熊野本宮大社**で有名な本宮町への出張を和歌山県立医科大学から依頼されました。町の**林業労働者の健康診断**のためでした。本宮町の全山林労働者約450人のうち受診してくれた労働者はわずか81人にすぎませんでした。受診者は事前に自覚症状などアンケート調査の結果、健診を受けたほうがよさそうだと町役場の職員が判断した人たちに絞られていましたので、分母が小さくなり、健診結果、82・7%と極めて高い有所見率となりました。450人を分母にすれば、14・8%で、当時としては妥当な有所見率とみなせました。

1975年1月（転居直後）、早速、衛生学教室の武田真太郎教授のお世話で、教授就任の挨拶回りがてらに県内の全保健所を行脚しました。その際、各保健所に、管轄下の市役所・町村役場の産業課や住民課などの担当者に集まっていただき、山林労働者の**振動障害に関する実態調査**を依頼しました。当時、このような民間林業での調査は、岐阜県でも実施できず、全国の中でも初めてのことといわれました。

その調査の分析結果を踏まえて、1979年、和歌山県、県医師会、県病院協会、当時の和歌山労働基準局の関係者と協議して、振動障害のための**全県的な健診体制**、また同時に振動障害の治療に関して、和歌山労災病院と白浜温泉病院を拠点に臨床医による振動障害認定患者の**治療体制**を樹立しました。

なお、公衆衛生学教室としましては、本宮町での健診を契機に、県内市町村、保健所、監督署、森林組合などの協力のもとに、全県的に振動障害の健診を行って、簡単な**健診管理カード**を作成し、継続管理していきました。私自身も健診そのものにかなり従事しました。

和歌山県立医科大学公衆衛生学教室にありました健診管理カードは、私の後任の橋本勉教授により、そのまま引き継ぎ、記録、保管されていました。私の和歌山県立医科大学退職当時、公衆衛生学教室の講師から、中央労働災害防止協会・労働衛生検査センターの検査開発室長となっていました、和歌山県立医科大学前学長の宮下和久医博が、1996年、衛生学教室の武田教授の後任教授として就任した時点から今日まで、この健診管理カードのすべてが衛生学教室に移管されていたようです。長きにわたり、継続、保管されていたことを知って、感動し、敬意を表しています。

2．有田コレラ防疫体験からコロナ対応を考える

2020年の春、新型コロナウイルス感染のパンデミックが起き、その流行は2023年まで続きました。今回の流行で、何よりも感染症対応の遅れが指摘されました。最大の遅れは**PCR検査**の実施の遅延でしょう。換気不備、接触距離、大声の会話などによる感染の拡大防止対策上、まず、広くPCR検査をしておくべきでした。たとえ陰陽判定の結果が不安定とはいえPCRが、ある時点、陰性であれば国内移動、集会参加などの不安がかなり解消されたはずです。1977年6月、和歌山県の有田コレラ流行時でも陰性（無菌）証明書の発行の是非が論じられました。当時、県内・県外各機関からコレラ菌の**無菌証明書**の提示が強烈に要望されましたので、検便提出者たちは、自らの便の無菌証明書の発行を保健所に強く求めてきたのです。保健所長であった私は無菌証明書を発行すべきかどうか随分、悩みました。拙著『**有田市におけるコレラ防疫秘話**』**（和歌山県立医科大学公衆衛生学教室発行、1984年）**に、証明書の発

行に踏み切った経緯を書きました。２０１８年発行の、**五感健康法あれこれⅢに、コレラ流行時での安心と安全**というコラムに、その顛末《てんまつ》を簡潔に掲載していますので、その全文を再掲します。

460　**コレラ流行時での安心と安全**

東京都の築地市場の豊洲移転問題で安全、安心が問題となっている。安全は、安らかで危険のないこと、安心は、不安がないこと。

◇

１９７７年６月15日、和歌山県有田市在住の入院患者がコレラと確定された。私は同年６月１日保健所長兼務になったばかりだった。直ちに患者在住地区、さらに市全域住民の**検病、検便**調査をし、疑わしい下痢有所見者を当時の規則上**隔離**し、検便での菌陽性者もすべて**隔離**していった。コレラ伝播風評で、患者家族をはじめ、有田市民、さらに和歌山県民に対し登校・出勤禁止、商店出入り禁止、医療機関受療拒否、宿泊拒否、「和」ナンバー車の駐車拒否、交通遮断、農産物・木工品返品など被害が拡大。被害打開策に**無菌証明書**の提示が巷では要求されたとか。検査判定した衛生研究所長は発行拒否。ならば保健所長名で発行をと恐喝陳情された。「**当日**の便には菌陰性」の証明書を発行した。「安心」と納得したのか、パニックは鎮静化していった。

◇

微生物や放射能など目視できないと不安になるもの。科学的に設定された安全基準が順守されていれば、不安は解消されるはず。

（2017年6月2日）

拙著『五感健康法あれこれⅢ』から引用

3．短期海外研修と欧州諸都市訪問

先のドイツ滞在から帰国してちょうど10年後の1982年、和歌山県立医科大学附属図書館長の任期が満了する年度でしたので、大学の制度、**短期海外研修**（3か月）での出張願いを提出していました。長女が高校入学、次女が中学2年となる新年度が始まる前の春休みを利用し、私の研修前の1週間、家族4人で欧州の諸都市（パリ、マドリッド、トレド、バルセロナ、ジュネーブ、マインツ、バート・クロイツナッハ）

を小旅行して、私は、そのままバート・クロイツナッハに残り、3か月間の短期海外研修を行うことを企画しました。

宿舎は、あらかじめ交渉していてくれました旧研究所研究者宅でのホームステイでした。10年前、近くの公舎に住んでおり、私たち家族を、バッファラッハ（野生動物が多くいる森林地）へ数回ドライブに誘ってくれた老研究者夫婦が町の住宅街に新築転居していました。数年前、この老研究者が亡くなり、奥さんが一人暮らしをしていましたので、そこに、ホームステイすることになりました。

研修期間の休日には、ドイツ以外では、ザルツブルク、ルクセンブルク、ブリュッセル、アムステルダム、ベネチア、ミラノ、ニース、ベルン、ルッツェルン、コペンハーゲン、ストックホルム、ヘルシンキ（フィンランドの振動障害研究者との交流）などの諸都市を、それぞれ滞在わずか1、2日ほどでしたが訪問しました。パリにはバート・クロイツナッハから簡単に列車で行けましたので、日帰り、または1泊2日で、2、3回週末に出かけました。

ドイツ国内で印象深かったのは、4月24日の日曜日、日本人に大変人気のあるフュッセンの**ノイシュヴァンシュタイン城**（41ページ写真6）を見学したことです。4月下旬というのに雪の降る寒い日でした。雪で薄化粧した城は、幻想的でした。ディズニーランドがまねた城だけあって、見事な建物、絢爛豪華な装飾を施した城内でした。後に述べます岐阜県の南飛騨国際健康保養地のランドマークとして、保養地予定の山奥に、ノイシュヴァンシュタイン城を模したホテルもしくはレストランを建設してはいかがかと提案したことがあります。

ドイツでは他に、ハイデルベルク、ボン、デュッセルドルフなど、わずかな時間の訪問滞在でしたが、出かけました。町の景観はそれぞれ特長があり、魅力的でした。

研究室の研究員とは、バーデンバーデンにも出かけましたが、有名な温泉施設の見学ではなく、チェンソー製造工場の視察でした。

地元のバート・クロイツナッハでは温泉施設、リハビリ施設などの視察をさせていただきました。日本の温泉、リハビリとは異なり、開放的で明るく、人々が楽しそうに療養している光景を見て、羨ましく感じました。

バート・クロイツナッハの**健康保養地**では、リウマチのリハビリのための温泉療法が盛んに行われていましたが、私は、健康保養地を振動障害の治療のためではなく、予防に利用できないかという視点で、視察、見学しておりました。

ドイツには温泉療法の他に、**クナイプ自然療法**というものがあります。これは、後に知人から紹介されて知った療法ですが、温泉ではなく温水と冷水の強烈なシャワーを交互に患部に噴射する療法で、**自然療法**ともいっています。

4．振動障害に温泉療法

臨床医学には疎遠な私ではありましたが、白浜で開催された第48回日本温泉気候物理医学会（1983年、学会長は白浜温泉病院の冨士正夫院長）におけるシンポジウム「振動障害の診断と治療」のうち、「公衆衛生の立場から」の二人目のシンポジストとして**主として健康管理について**の報告を冨士院長から依頼されました。私は、この学会参加を契機に学会会員となり、さらに学会の認定温泉医資格取得のための講習を受講するようにアドバイスされ、受講しました。翌年には、学会の評議員に指名され、同時に日本温泉気候物理医学会**認定温泉医**に登録されました。

日本の温泉地は、元来は、物寂しい日本の原風景的な景観のところで、森の静寂の中で鳥のさえずり、川のせせらぎの音を聞くなど、五感から心地よい刺激を受けながら、養生できるイメージを描いていましたので、振動障害の治療に利用できるものと期待していました。しかしながら、実際は、観光地化しているところが多く、付加価値の豊富な料理に圧倒されて、療養には程遠いものとなっているようです。

第3節　般若心経と五感

1．洞察力と般若心経

１９８４年10月から岐阜県の職員（健康管理院院長事務代理、半年後に衛生専門学校長兼務、２年後に健康管理院長兼衛生専門学校長）となっておりましたが、１９８７年7月、その前年、急逝された宮田昭吾教授（私の兄弟子）の後任として、岐阜大学教授に就任することになりました。一度教授を辞していましたので、教授復活には、何か新しい発想をと思っていました。その矢先、ある書店で、『**洞察力**』（中山正和著、ＰＨＰ研究所、１９８３年）というタイトルの単行本が目に留まりました。洞察力は研究生活には欠かせないと感じ、早速、その単行本を購入して洞察力の滋養を図ろうとしました。なかなか真意をつかめないまま、ページをめくっていきますと、洞察力の滋養の知恵は「般若心経」にあるというものでした。それからは般若心経の入門書の類いを次から次と購入して読みあさりましたが、それでも真意はつかめないままでした。ただ、洞察力を高めるには「**無になること**」、「**空になること**」だけは明らかでした。つまり、「こだわらないこと」、「無欲になること」のようでした。これを機会に般若心経を暗唱し、口ずさむようになりました。

般若心経の中に、「無無明亦無無明尽《むむみょうやくむむみょうじん》　乃至無老死《ないしむろうし》　亦無老死尽《やくむろうしじん》」という一節があります。人間の苦しみや悩みの成立には、**無明**から行→識→名色→六入《ろくにゅう》→触→受→愛→取→有→生→**老死**の十二の流れがあることで、これを**十二因縁**といい、連鎖縁起のことのようです。善因があれば楽果が生じ、反対に、悪

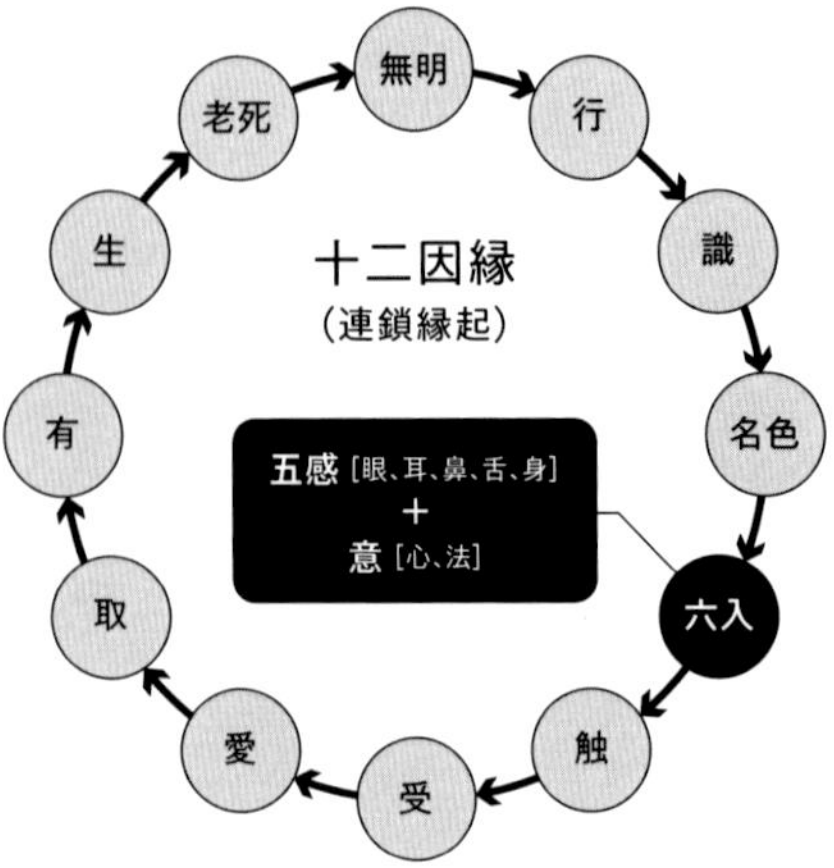

因があれば苦果が生じる。つまり、悪因を滅すれば苦果も滅するというのです。苦や悩みの基本は、**無明**から行、行から**識**までの連鎖で成立するようです。さらに人間は、名色という「他を認識するための心身のはたらき」が認識できるようになり、**六入**の段階で、**眼**（形、色《しき》）、**耳**（音、声《しょう》）、**鼻**（香り、香《こう》）、**舌**（あじ、味《み》）、**身**（さわり、触《しょく》）の五感（仏教では五官）が芽生えて、さらに第六感である**意**（心、法《ほう》）が生じるというのです。そして十二因縁の触、受とステージをあげて、心地よい対象からの刺激と五感とが接触して、プラスの意識（判断）につながっていくと、「美しい花」、「心地よい音色」、「よい香り」、「美味しい食べ物」、「気持ちよい手触り」などと感じられるようになり、そうなれば、脳の活性化が図れるというわけです。

2. ティク・ナット・ハン著『般若心経』で誤解解消

2019年、手にしましたティク・ナット・ハン著『般若心経』（馬籠久美子訳、新泉社、2018年）が、私の般若心経の解釈を訂正させてくれました。

一般に「是故空中《ぜこくうちゅう》　無色無受想行識《むしきむじゅそうぎょうしき》」は従来、「ゆえに空においては、形あるものはない、感覚も、認知も、心の形成も、意識もない」と、すべて**ない**と解釈されているのに対して、ハン師は、「ゆえに空において、からだ（形）、感覚、認知、心の形成、意識は、**独立した実体ではない**と表現しています。あらゆる現象は、独立した実体は**ない**と言いながら、**相互存在**（インタービーイング）による生起（縁起）の産物は**あると**言っているのです。分離して独立した実体はなく、どんなものでも、単体では存在しない。他と関わり合ったときだけ存在するというのです。

ハン師は、「無眼耳鼻舌身意《むげんにびぜつしんい》　無色声香味触法《むしきしょうこうみそくほう》　無眼界乃至無意識界《むげんかいないしむいしきかい》」の、いわゆる五感についての解釈にも**相互存在**の考え方を示しています。「すべてのもの」は**十八界**、すなわち、

A　「六つの『**感覚器官**』」（六根＝眼、耳、鼻、舌、身、意）
B　「六つの感覚器官の『**対象**』」（六境＝色または形、声または音、香または匂い、味、触または感覚、法または心の対象）
C　「それぞれの感覚器官と対象との接触から生じる六つの『**意識**』」（六識＝眼識または視覚、耳識または聴覚、鼻識または嗅覚、舌識または味覚、身識または体感覚、意識または心）

これらの、A（六つの感覚器官）、B（六つの対象）、C（六つの意識）の、計18の要素（界）が相互存在して、初めて「存在」（実体）が見つけられる。これが人間の経験領域についての完璧な説明であると、述べています。つまり、従来の般若心経の解釈であります「領域の要素は、眼界から意識界までない」ですが、そうではなく、「六種の感覚器官と、六種の感覚の対象と、六種の意識も独立した実体ではない」と解釈すべきとしています。一つの領域は、他の領域と関わり合いながら、相互に存在している、ということです。例えば、視覚は、眼と形あるものが出合うところに生まれますが、視覚を可能にするには、他に光、時間、空間、視神経、脳などの多くの条件が必要なはずで、見るという動詞の主語は眼ではない。視覚とは、眼と対象によって引き起こされる相互存在であるというわけです。他の感覚も同様で、美しい花、小川のせせらぎ、美味しい料理、香のにおい、ペットの柔らかい毛触りなど、快感を感ずることは五感、六感の相互存在であり、感覚器官と対象との接触、さらには、すでにインプットされている意識との触れ合いで、感ずるのだという考えです。視覚という単体では存在しない**空**や**無**ですが、環境要因、からだの各部位などとの相互存在で、初めて視覚が生起するとのことです。

これで、私は、やっと**空になること、無になること**が理解できたような気になりました。また、五感のうち、例えば、視覚という単体はなく、聴覚、嗅覚、味覚、触覚と相互存在して、五感が成り立つと解釈できました。視聴覚を失っていても視聴覚以外の触覚などが、さも五感がすべてそろっているように脳内で視聴機能が再構築されて、相互存在するのではないでしょうか。そのためには、Y＝aXのaという係数を、五感満足の人の何十倍にもしなくてはなりませんが。いずれにしろ、五感は五つの感覚が機能的にそろって、初めて五感があるということになります。したがって、健康法を単独の感覚名をつけて表現するのではなく、**五感健康法**というべきではないでしょうか。

第4節　岐阜大学に復帰して

1．認知症に関した調査研究

1992年から94年にかけての3年間、「老人性痴呆症の環境因子の探索と社会的支援のモデル地区設定に関する研究」に、当時の文部省の科学研究費が交付されました。そこで、岐阜県での認知症（当時は「老人性痴呆症」か「ぼけ」と表現）の環境因子を主体に発症要因を探索するため**患者対照研究**を行いました。つまり認知症（家族からみて発症以前の状態）の人と性、年齢、住所をマッチングさせた、認知機能の低下がない健康な人を対照させた、かなり大がかりな調査となりました。この調査には、当時、認知症患者家族への偏見や認知症患者蔑視の風潮が残っており、訪問が拒否されることもあり、調査は難航しましたが、県の保健所の保健師や市町村の保健師、民生委員の方々の献身的な協力のおかげで、無事に調査が成就できました。今も深く感謝しています。

調査から優れた成果は得られませんでしたが、認知症は**内向的な性格**の人に発症しやすく、環境要因としては、発症前から**友人がいない**、**趣味娯楽がない**、**社会活動をしていないこと**などが挙げられました。人との交わりでありますが人間関係は、苦悩も生みますが、喜びも生みます。さまざまな共同体に身を置くことが必要不可欠のようです。

だれもが理解できるように、1971年（渡独）以降得ました知見を存分に加えながら、1996年6月、岐阜新聞社から『家庭と地域社会でできるぼけ（老人性痴呆）ゼロ作戦』を発行しました。この書中に、家族や地域で、仲間と一緒に五感を刺激する行動をすることの必要性、また自然療法の重要性を記述しています。

2. 拙著『家庭と地域社会でできるぼけゼロ作戦』（1996年）から

表記の拙著は、25年ほど以前に発行していますので、現在は絶版になっています。拙著の中から、「**家族で防ぐぼけ（認知症）**」の章、および「**地域で防ぐぼけ（認知症）**」の章を読み返してみますと、五感に関する記述が、意外に多くありますので、この二つの章の全文を（ただし、「ぼけ」の表記は、すべて認知症に変換します）参考までに掲載することにしました。

A 家族で防ぐ認知症

①五感と認知症防止

健康のあかしとして、よく快食、快便、快眠ということを聞きます。いずれも快感を覚えるときは健康といっても過言ではありません。こうした**快感**はどうして受けるのでしょうか。よいにつけ悪いにつけ五感からといわれていますが、その五つの感覚から入ってきた刺激は脳が判断します。意識は、**意覚**ともいいます。これは心ともつながります。ほどよい刺激を受ければ快感となるでしょう。快感と感ずれば自律神経系にも内分泌系にも免疫系にもうまく作用して、健康を維持することもでき、病気から回復することもできます。これらの刺激は私たちの周りにたくさん存在しています。自然そのままのもの、人間がつくったもの、さまざまです。五つの感覚から順次、家庭でできる認知症対策、家族とともにできる認知症予防対策を述べていきたいと思います。

(i) まず、視覚、「見ること」からです

花を手入れすることは、美しい花を咲かせ、自らを満足させることです。そればかりか周囲にも喜んでもらうことも加わり一石二鳥です。自分のからだの喜びは、やがて自分の魂の喜びになります。感覚と心がつながっています。これが視覚からの認知症防止の一つとなります。これは見るだけでなく、水をやるとか土いじりとかの行為がありますので運動にもなります。

視覚という感覚には静止しているものと動いているものとがあります。花、庭、森、山などを見るのと映画やテレビを見るのとの違いです。

他に美術館で絵画や書を見ること、自ら絵を描くこと、書をしたためること、海・山などを散歩することなどなど一人でも楽しむこともできます。これらは視覚からの心の慰めのみならず、他の感覚との調和、たとえば音やにおいなど、また、手指や足を動かすことも関係します。絵画療法という言葉がありますストレス解消法の一つでもあります。

(ii) 次に、聴覚、「聞くこと」があります

自分の好きな音楽を聞いたり、散歩しながら川のせせらぎ、風の音など自然の音を聞いたりすることです。ピアノが弾けたら耳からの音の快感だけでなく指の機能訓練にもなります。音楽療法というのがあります。

聴覚と心をつなぐことでは瞑想、座禅なども挙げられます。脳波のα波を多く出すような音楽を聞いたりして、自然界から受ける条件を整えることです。

(iii) 嗅覚、「匂い」があります

最近、各地にハーブ園があります。いろいろな香草のことをハーブといいますが、これを乾燥させたものを枕に入れたり、お風呂に入れたりして匂いを楽しみます。森林浴とか芳香療法ということばもあります。匂いの快感ばかりでなく免疫機能にもよい働きをしているという報告もあります。

(iv) 味覚、「あじ」があります

味覚には、甘味、酸味、苦味、塩味、旨味の五つの基本型があります。食物の基本的な味が混合して形成されます。味覚には、本能的に受け入れられるものとトレーニングによりはじめて可能なものとがあります。香辛料やコーヒーなどの苦味は慣れのほかに精神発達とも深い関係があるといわれています。塩味は栄養素としては微量なので、嗜好傾向は、生理的要求よりも生後の食事体験によって後天的に形成されていくもののようです。

食品に対する嗜好には味覚のほか、視覚、嗅覚、聴覚、触覚が影響しますが、脳の働きが大きいのです。脳に嗜好のプログラムがセットされます。嗜好の幅

の広さは性格や性格形成と関係が深いようです。一般に嗜好の幅の広い人は、努力する人、好奇心や勇気のある人といわれます。

味覚に衰えのない老人にはグルメがあります。好きなものを食べにでかける。私の親戚に90歳（100歳で永眠）を超しても元気そのものの老人がいました。「昨日、北海道へ出かけて、かにを食べてきた」とか、「今日は、東京のレストランでステーキを食べてきたところだ」とか言っているのをよく耳にしていました。

食べ歩きができないか、あまりそうした趣味のない人でも、味覚のよい人はよく自分で調理して食べます。好きなものを好きなだけ作って食べる人がいます。自分だけが食べるのでなく、他人に食べさせるのが楽しみの人もいます。

味に快感を味わえることができる人は唾液の分泌もよく、消化機能もよく働きます。栄養は口から入りますから。味は健康のもとともいえます。

（v）五つ目に触覚、「ふれること」が挙げられます

これには随分たくさんのことがあります。皮膚に接触することですから、温熱感覚を刺激する温泉、入浴があります。温熱刺激だけでなく浮力、圧力が加わり、筋肉や関節の動きをなめらかにします。温泉には化学的成分による刺激もあって保温効果を高める作用もあります。良い成分が皮膚から吸収されるともいわれています。

痛点、つぼを刺激する鍼灸、筋肉・関節の機能を高めるマッサージという、いわば東洋医学があります。

②五感と運動

皮膚の深部、または感覚の組み合わせでしょうか、平衡感覚がありますが、言葉を換えると運動としてあげることができます。運動は感覚ではありませんが、前述の〔(V) 触覚、ふれること〕に入ります。テニス、ゴルフ、エアロビクス、ゲートボール、ペタンクなどなどです。しかし、家族とともに、もしくは一人ですることになりますと自ずとできることに限界があります。もちろん自らの体力との関係で、できる限り軽度な、手軽な運動を選ばなくてはなりません。

いちばん手ごろな運動は「歩く」ことです。何分間、どのくらいの坂道をどのくらいのスピードで歩けば理想的なのかは分かっていません。脈拍が平常より少し上がる程度とか息切れしない程度などといわれています。認知症防止という観点からは、快適な気分になれる歩行、散歩程度でもよいと思います。日本の森は傾斜がきついので、ドイツなどでの森林浴といささか異なるかもしれませんが、森の中を散歩することは運動療法、芳香療法などによる効果が期待されます。

拙著『家庭と地域社会でできるぼけ（老人性痴呆）ゼロ作戦』から引用

B 地域で防ぐ認知症

①五感と自然療法

五感からの刺激は大脳が判断します。意識、意覚ともいいます。第六感といわれているものです。適切な刺激は心地よいばかりでなく病気を治すことさえできます。逆に、不快な刺激は病気を引き起こすことにもなりかねません。刺激の強さは個々の恒常性の機能を維持する範囲のことをいいます。刺激が強すぎると恒常性の機能が破綻《はたん》します。

刺激には人間が作ったもの、自然そのものなどさまざまなものがあります。この刺激は適度に自律神経系に作用します。関連して内分泌系にも作用します。また、免疫系にも作用します。つまり自律神経系、内分泌系、免疫系、これら三つの系のバランスの上に恒常性が保たれていますので、これを崩せば病気になり、このバランスを整えれば病気が治るということになります。老化もこのバランスが崩れて生ずるものと考えられます。

恒常性の維持のバランスを崩す原因として環境が大いに関与します。環境の中に悪い刺激になるものがあれば病気になりますし、反対に環境の中によい刺激になるものがあればからだによい影響を与えることになります。したがいまして、からだの機能のバランスをよくするのも環境にあります。それは五感で調整するからでしょう。

人には自然治癒力があるとよくいわれています。少々の病気は自らの力で治癒します。その自然治癒力に補完的に作用させる療法があります。**補完療法**といいます。**自然医学**という言葉もあります。これはもっと広義のことを指すようです。これらの療法は五感からの刺激療法ともいい表すことができます。

ここでしばしば用いています「療法」ということばには、**健康法**という意味が含まれています。本書（『家庭と地域社会でできるぼけゼロ作戦』）は予防に力点を置いていますので、自然療法を**自然健康法、あるいは**療法を**健康法**と理解していただきたいと思います。

②自然療法の歴史

ドイツのセバスチャン・クナイプ神父は19世紀の後半に、水による治癒力に目をつけ、水（浴）療法という自然療法にまで発展させました。クナイプ神父は水による効果だけでなく、これに薬草や食事、運動、さらには精神のリラックスという要素をバランスよく取り入れた**総合医学**の見地に立った健康法を考えだしました。以下、クナイプ及び**クナイプ自然療法**に関する記述は、今井良久氏の著書から引用させていただきます。（今井良久著『**クナイプ自然療法**』上・下、東京経済、1993年）

それよりはるか昔の紀元前、インドで**アーユルヴェーダ医学**があみだされています。生命についての科学といわれています。**東洋医学**の源流になった医学ともされています。アーユルヴェーダ医学は**体質の医学**といわれるように個々人がもっている体質を重視し、体質を大きく三つのグループに分け、それぞれ10種類に分類し、医師は個々人の体質に合わせて予防・健康増進のための療法を提供しています。この療法は食事療法やライフスタイルの改善、運動の仕方といった生活の中で実践できる養生法から、専門家によって行われる**身体浄化法**（パンチャカルマ）や薬草・鉱物の混合調剤までがあり、また、世間でよく知られている**ハタ・ヨーガ**（体操）や**瞑想法**もアーユルヴェーダ医学の一分野に含まれています。これらすべての療法を体系化して総合的な健康増進に役立てできています。

アーユルヴェーダ医学の影響を受けた後か、もしくは同じころか、中国で**中医学**が成立しています。基本の理論は**陰陽五行説**、すなわち陰陽説と五行学説とからなっています。**黄帝内経**というバイブルみたいな書物があります。論語と同じく弟子との問答の形式で書かれているそうです。**素問**と**霊枢**《れいすう》からなり、**素問**には人間の生理、養生、衛生などの問題を気候、季節などとの関係の中で述べ、**霊枢**には鍼灸の用法が述べてあるようです。

後漢の名医、張仲景《ちょうちゅうけい》によって編さんされた**傷寒雑病論**《しょうかんざつびょうろん》は黄帝内経同様、医学の多くの臨床経験がまとめられています。これは、日本漢方界に大いに関与しました。生薬については**神農本草経**が最古の書物といわれ、生薬は上薬、中薬、下薬と分類され、漢方処方の起源となっています。

白鷺、鶴、きじ、鹿、猿、熊などの動物が天然の温泉にひたって傷をなおしているのをヒントに**温泉療法**がはじまりました。和歌山県で天皇が入湯した記録とか弘法大師が仏教信仰と合わせ温泉を発見したともいわれていますが、平安・鎌倉時代から**湯治**が盛んになってきました。江戸時代になりますと**漢方医学**との結びつきでの温泉療法が芽生えました。今日では**温泉医学**が確立されていますが、この温泉療法は緑豊かな自然環境の中で効果が発揮されます。気象も大いに関与します。最近では理学療法と併用しているところもあります。さらに鍼灸、漢方薬投与など東洋医学を加えているところもあります。

温泉といえば岐阜県は全国でも有数の温泉県に数えられています。中でも飛騨に温泉が多くあります。下呂温泉は天暦年間（９４７～９５７年）に発見されたものといわれ、また、江戸時代の儒者、林羅山が摂津の有馬、下野の草津、飛騨の湯之島（下呂）を日本三名泉に挙げています。飛騨には他に小坂温泉郷、奥飛騨温泉郷などが有名です。

こうしたさまざまな種類の自然療法（西洋医学、東洋医学）が受けられるところが風光明媚な保養地に建設されていれば、誰もが出かけてみたいと思いませんか。それが真の健康保養地というものです。観光客が集まる温泉地、子どもたちが集まる遊園地、若者たちが集まる行楽地とはいささか異なるものです。

③**健康保養地**

健康保養地というとかたいイメージがありますが、楽しみながら療養できる場のことです。広辞苑によりますと**保養**とは、心身を休ませて健康を保ち活力を養うことで、養生と同意語となっています。**養生**を広辞苑でみますと、生命を養うこと、健康の増進をはかること、摂生、病気の手当てをすること、保養とあります。さらに**摂生**をみますと、衛生に注意し、健康の増進をはかること、養生とあり、**保養**も**養生**も**摂生**も同じ語となります。健康を保持・増進することです。そうなりますと保養地の定義をしっかりしておかないと生半可な定義では観光化の波に押し流されて自然が無法的に乱開発される恐れがあります。自然が破壊されてしまいます。保養地は**景観**がよくなくてはいけませんし、自然ができるだけ保たれていなくてはいけません。人は、自然の生態系の中で生きていますので、保養地も人間生態系の中で形づくられることが望ましいわけです。

国民保養温泉地（1996年当時）というのがあります。温泉の効能が顕著であること、付近の景観が優れていること、環境衛生的な条件が良好であること、気候的に保養地に適していること、適切な医療施設が設置されていること、災害に対して安全であること、などの条件が満たされている温泉地を環境庁長官（当時）が指定するものです。指定を受けることにより、その温泉地は施設整備などを計画的に行っていることになります。全国では80か所以上が指定されていますし、岐阜県でも4か所が指定されています。（1996年時点）

保養地には2、3の療法だけでなく、できるだけ多様な療法が受けられるようにする必要があります。人には快感の感じ方に違いがあり、多岐にわたる好みがあります。したがいまして、保養地の中に多様な療法の施設を準備して、多くの選択肢を作っておき、保養客はその中から自分に必要な、あるいは医師から処方された療法を選んで受けられるようにすることが理想的です。こうした条件を満たした場が健康保養地となります。目下（1996年時点）、岐阜県では南飛騨国際健康保養地計画がすすめられています。「健康をつくる」という観点で、この保養地ができればと期待しています。

④自然療法

いくつかの療法を簡単に述べたいと思います。詳しくは専門書をお読みください。

（i）浴療法

家庭や公衆浴場での入浴で私たちのからだの疲れは、かなりほぐれます。温水に香りを含んだ入浴剤を用いることもあります。ハーブ湯です。温熱療法と芳香療法の併用もできます。

一般に温泉は単に温水であるばかりでなく、からだに有効な陽イオン、陰イオンなど生体に有効な化学成分が含まれているせいか、お風呂よりも保温効果が大で、心地よさが長続きします。もっとも温泉は風光明媚なところにありますから、その影響も多分に手伝って一層健康が回復するような気分にさせてくれます。

温泉を利用して「かぶり」、「打たせ」、「ジェット」などいろいろな浴槽があって、すべてを順次もしくはどれかの浴槽で楽しむという施設があります。運動器のため疲労回復的に用いられています。当時、**クアハウス**といっています。本場ドイツでいうクアハウスはコミュニティーセンターのような場を指しています。日本の場合と全く機能が異なりますので呼称には十分注意していただきたいと思います。

脳卒中後遺症やリウマチなど運動器のリハビリテーションには一定期間、処方に従い温泉療法をする専門機関があります。運動療法、薬物療法との併用が多いようです。
さきに述べましたセバスチャン・クナイプが古代から民間療法として伝わっていた水療法を体系化したものがあります。**クナイプ自然療法**の中のクナイプ水療法です。彼の言う水療法は温泉でなくてもよく、温度、水圧、部位に応じてさまざまなバリエーションを持たせ、その数は100通りを超えています。水療法の原理はからだに**温**と**冷**という温度の異なる刺激をある時間、交互に加えることによって、この刺激に順応しようとする方向に働く生体反応を活性化するものです。手足の**しもやけ**の民間療法もこれと同じ原理です。言い換えると、これも温熱療法ということができます。なお、クナイプ自然療法は水療法が主体ですが、食、植物、運動、秩序の各療法との総合医療を指します。

(ii) 漢方処方、鍼灸マッサージ療法

中医学は人間のからだのしくみを**陰陽説**と**五行学説**の中国古代の哲学理論から説明しています。

陰陽説は、宇宙のあらゆる現象を**陰**と**陽**に分け、この陰と陽は相互に対立しつつ、また互いに依存する関係にあると考えています。**五行学説**は、万物は、木、火、土、金、水の五つの基本物質で構成されていると考えています。この五つの物質は母子関係のように互いに制約し合うという関係にあると考えています。五つの物質はどれかの母であり同時に子であるという考えで、これを**相性**といい、五つの物質から奪いつつ同時に他から奪われるという考え、これを**相克**といい、この二つの面をもっていることになります。つまり万物を陰陽に分けて考える考え方と五つの基本物質の関係で考える考え方とがあるというふうに理解できます。なお、**五臓六腑**《ごぞうろっぷ》は、よく聞く言葉ですが、それは、肝─胆（木）、心─小腸（火）、脾─胃（土）、肺─大腸（金）、腎─膀胱（水）および三焦《さんしょう》のことをいいます。

中医学には人体を構成する成分を**気**、**血**、**水**の三つとし、それぞれを実虚、正邪に分け、患者のもっている病状に合わせた生薬により治療法が選ばれています。

からだの各部分は、すべて有機的な関連性をもっています。五臓六腑に心包《しんぽう》を含めた**十二臓腑**は相互に関連しているのみならず、体表と内臓も深い関係にあると考えています。体表と内臓との間の連絡路が**経絡**と呼ばれるルートです。体表と経絡と内臓の関係を治療の面で応用したものが**鍼灸治療**です。

病因は外因、内因、その他に分けられますが、外因とは気候条件で、風、寒、湿、暑、火、爆の六種を考え、六気（正）、六淫（邪）と呼んでいます。六淫の中でも風邪、寒邪、湿邪が病因になることが多いとしています。

健康保養地には漢方療法、マッサージも含めた鍼灸療法、気功療法も必要となります。

（iii）浄化法（アーユルヴェーダ医学のパンチャカルマ）

アーユルヴェーダ医学では、まず古い不健康な状態を一回全部止めます。心身の奥底に全くの静寂が訪れます。すると、その中から自然に、人間が生理機能にもともともっている**自然治癒力**が立ち上がります。もともと**ドーシャ**という自分でバランスをとる力をもっているので、その自然な動きの状態を待つのです。そのためには動きを邪魔している古い状態を壊してあげればよいわけです。古いものと新しいものとの間にあるものが**ギャップ**です。ギャップの構造の中に自然治癒力が動き出す源、健康を実現する力があります。こうした機能を秘めているギャップの構造を作り出す技法が、アーユルヴェーダ医学の治療技術です。

第一は**超越瞑想**（ＴＭ）で、これがもっとも重要といわれています。心を始めに扱わないとからだだけで十分な結果は得られません。瞑想で心にバランスをもたらします。第二に呼吸と神経系の統合です。呼吸法には、５～10分をかけます。第三は、筋肉と神経系の統合、すなわちヨーガの体操です。これも５～10分かけます。呼吸法や体操法は心身に活力を与えバランスをもたらします。第四は、食事でヴェータ、ピッタ、カパという体質に合わせて味覚によって調整します。第五は、自然の薬草の混合物です。第六は**パンチャカルマ**で、季節の変わり目に行う生理の浄化法です。ここでは、この浄化法を主題にしたいのですが、間違った記述になるといけませんので、専門書に譲ります。とにかくパンチャカルマを受けると気分が爽快になると聞いています。第七は、毎日の過ごし方や季節ごとの過ごし方、そして第八が自己脈診です。

拙著『**ぼけゼロ作戦**』には、記載していませんが、第八の**自己脈診**が、治療技術の一つにしている理由を追加記述しておきます。自己脈診は、自分自身の気づきを高めるために、毎朝瞑想している状態と同様に深く己を知る、第一の超越瞑想に近い重要な技術ということです。

健康保養地は第一段階では非日常的空間で実践されることが必要です。これは自然や施設、マンパワーによって、快食、快眠、快便といった伝統的な健康快感体験を提供する場所です。

(iv) 運動療法

運動単独での療法、他の療法との併用での運動療法などさまざまです。この療法を行う際には、医師による診断、**健康度チェック**が必要です。療養者の運動機能を正確に把握して、一人ひとりの体力に応じた正確な処方を行わなくてはなりません。この処方を間違えますと、ときには危険性もでてきます。

これには散歩やサイクリングや体操のように持久力のある軽い運動が適しています。運動療法にマッサージを組み込ませることもあります。

いずれにしましても運動療法で医師やトレーナーなどによる運動機能などの測定を基にした緻密な処方が必要ですが、これがどうしてもできないという場合には、1分間の脈拍数の上限が、「180－（マイナス）年齢」の範囲内に収まる程度の運動量を目安とします。療養者に余力がまったくなくなるまで、つまり上限ギリギリまでの激しい運動をさせるのは問題です。上限の一歩手前までの激しい運動をさせる場合には、運動時間を短くし、休息を取らせた後で、またこの運動を繰り返す処方が適切といえます。理想をいいますと、**運動療法**を1日当たり30分から1時間を目安とします。また、ジョギングや階段昇降運動といった、疲労度の高い運動を取り入れた**インターバル・トレーニング**と呼ばれるショートメニューでは、1分間の運動を、休憩をはさんで3回ほど、繰り返すのが適切といえます。その際には、運動後に脈拍数が1分間当たり、休憩時を30上回る程度に抑えるように注意することが大切です。

こうした運動ができる施設を屋内、屋外にいろいろつくり、一人でできるもの、集団でできるもの、さまざまに準備しておきます。ただし、運動施設だけになりますとスポーツセンター的になり、行楽地との違いがはっきりしなくなりますから、保養地内での運動施設と定義しておきましょう。

労働省（1996年当時）がすすめていますトータル・ヘルス・プロモーション・プラン（THP）は健康測定や運動測定など日常生活処方を作成して、運動処方するもので、これには産業医はもちろん運動トレーナー、ヘルスケアトレーナーなど資格をもった人が指導することになっています。また、市内には健康産業、なかんずくエアロビクスダンス、スイミングヘルスセンターなどが多く、その利用者も大勢います。医師の処方にもとづいているかどうか分かりませんが、本来は療法とすれば医師の立会いが必要になります。

（v）食療法

食は人間の根源的なもので、消化吸収、栄養的に偏らないものでなくてはなりません。医学教育の中には現在のところ（1996年当時）、臨床栄養という領域がありません。療法施設では患者個々人に合わせた食を提供しなくてはなりませんが、そんなことはできません。家庭の中でも不可能です。受験生のいる家庭、子どものいる家庭、老人のいる家庭さまざまですが、家庭ではある特定な人を中心にメニューが考えられています。

こうしたことを保養地内のクアホテルに滞在すると、その個人にあったメニューの食事が摂れるということがあれば、すばらしいことではないでしょうか。糖尿病、高尿酸血症、腎臓病、肝臓病などの患者にはそれぞれのテーブルで三度の食事が摂取されるようにできるとよいでしょう。それも食事だけでなく音楽を聞きながらできるとか、なにかすばらしいものを眺めながらできるとか、聴覚、視覚、嗅覚に心地よい刺激を与えながらの食生活が満喫できるようにする。食器などでも感触のよいもの、つまり触覚に心地よいものが用いられているとなおよいことです。

最近、薬膳料理がブームになっています。漢方薬が含まれているのでなんとなくからだによいように感ずるようです。中国料理、西洋料理、日本料理それぞれにも独特な健康によい素材が用いられているようですが、こうしたさまざまなレストランも健康保養地にぜひ必要です。

食、栄養学の研究知識も盛りだくさん取り入れ、過激なダイエットは避けるように健康保養地の定義を厳しくして安全を守ることも必要になります。クナイプ自然療法でいう食療法にはかなりの工夫が凝らしてあると聞いています。

(vi) 植物療法

これは中医学でも述べた漢方理論が中心の**植物療法**です。しかし、ここでは、セバスチャン・クナイプが作り上げたものを紹介します。

彼は薬草を探し歩き、探し当てた薬草を乾燥させたり、切ったり、煎じたりして、その薬用効果をためしてきました。さらに、ハーブ茶をはじめ、薬草のエキスを錠剤にした多種多様な薬が市販されるようになりました。けれども全般的にはまだ、その普及度は低いといえます。

科学の進歩によって薬も目覚ましく進歩しましたが、その反面で薬の副作用による弊害も出てきています。また、今日のわれわれの生活態度を見ましても、より便利で、より手軽なものを追う傾向がはっきりと表れています。健康状態のすぐれないときなどは、ついつい手近にある錠剤に頼ってしまいます。

クナイプ自然療法における植物療法では、今日まで、これといった副作用は報告されていません。病気によっては薬草を用いたほうが、より良い治療効果が得られたというケースも何件かあります。

いずれにしても植物であるので、化学的な薬品よりは安全ということができます。これが療養の一つとして含められているところもあります。

(vii) 秩序療法

アーユルヴェーダ医学での瞑想、ヨーガ体操などはこれに属しています。クナイプも神父でしたので秩序を重んじています。彼は「秩序は節度のなかにある。従って、多すぎても、少なすぎてもこの枠を超えたところには健康はなく、病気があるのみである」と書き記しています。クナイプの、この言葉には、健康づくりの基礎である生活態度が端的に表れています。クナイプはさらに、「健康で長生きしたいというのは、だれしも願うことだが、そのために何かをしようという人は実に少ない。今の人々をみていると、まるで、みんな病気になるために生きているようだ。人がこのことに気づき、その半分の努力と理解を健康づくりに費やしていたなら、今の病気の、少なくとも半分は未然に防ぐことができたはずである」といっています。

われわれに必要なのは、自律神経系のバランスを取り戻すことなのです。そうすれば、健康づくりに対する意識も高まり、あくまでも健康は自分自身で作り上げていくものだという教育的効果も上がるわけです。

では、これをどうして実行に移していくのかということですが、実際にはそんなに難しいことではありません。専門医のカウンセリングを受けるのもいいでしょうし、あるいは、健康増進に関する講演を聞きに行くのもいいでしょう。また、日常生活の中では、健康に関する本を読むだけでもいいのです。

クナイプはまた、健康の維持と回復は、市民の道徳的義務でもあるといっています。人は一人だけで生きているわけではありません。この意味で、だれもが家族や仲間に対して、健康でなければならないという義務を負っているのです。国に対しても同じことです。そうでなければ、医療保険制度はいつか必ず財政的に行き詰まることになるでしょう。

瞑想、座禅、お経・念仏、写経、森林浴、ヨーガ体操などができる施設の設定が必要でしょう。

⑤地域に選択肢の多い施設を

できるだけ多くの施設を特定の地域に準備しておき、老いも若きも好みの療法を選択するというやり方を私はすすめたいと思います。ただ、それぞれの好みといいましても組み合わせがありますので、一つだけ療法を受けてその効果の優劣をつけるわけにはいきません。

クナイプ自然療法には五つの柱がありますし、アーユルヴェーダ医学には何本かの柱がありますので、それらの柱を総括して療法が行われるようにしなくてはならないでしょう。

温泉療法にしてもただ温泉に入っていればよいのでなく、温泉地の自然はもとより、周辺の保養に適した環境が整備されていなくてはなりません。

鍼灸マッサージも東洋医学からみると漢方療法と合わせて、初めて効力が発揮されるように思います。

地域社会が特定な療法を人々に押しつけるのでなく、人々が自由に選べる多くの選択肢を準備する、設置する、誘致することではないかと思います。これは認知症を防止するばかりでなく、すでに認知症になっている人にも利用できるものであります。また、認知症だけでなく、介護を受けている寝たきりの人にも、他の慢性の病気にかかっている人にも、もちろん、リハビリテーションを受けている人にも、更には健康な人々にも利用できるようにしなくてはなりません。特定な設備をもつ、**ノーマライゼーション**の場という設定を念頭に入れています。

拙著『家庭と地域社会でできるぼけ（老人性痴呆）ゼロ作戦』から引用

3．五感健康法への萌芽

以上、拙著の中に記しました「家族で防ぐ認知症」と「地域で防ぐ認知症」の二つの章の全文を長々と掲載しました。この二つの章に記述しましたのは、1996年のことです。この時点で、すでに、認知症予防には五感健康法を普及しましょう、と述べているのです。

『家庭と地域社会でできるぼけゼロ作戦』は、単に科研費によって調査した結果を分析したことだけの記述ではなく、1971年、初渡独からの出来事・印象、知見、中でもバート・クロイツナッハの健康保養地を中心に、西欧諸都市を小旅行して得た印象、知見、和歌山県立医科大学に赴任して、遭遇した出来事、知見、日本温泉気候物理医学会やアーユルヴェーダ医学、漢方医学などの勉強会、研究会、その他の関連医学会で得た知見、今井良久氏の著書『クナイプ自然療法』からの知見、岐阜県での健康保養地構想に関した懇談会、委員会などでの会議録、般若心経に関連した出版物などに記述されていることなどが含まれています。

当時、絵画、音楽、カラー、アロマなどにはセラピー、療法という言葉が使われ、併せて五感療法という言葉がありました。健康者に対しては保健、摂生、養生という言葉が使われていますが、施術は健康法ではなく、すべて療法でした。健康者や半健康者を対象にするなら、大阪のクナイプ自然療法研究会でも自然療法の「療法」という言葉が、私には受け入れがたく、**クナイプ自然健康法**としてはどうかと提案したことがありました。本節2のB「**地域で防ぐ認知症**」①**五感と自然療法**の項の末尾でも「拙著は予防に力点を置いていますので、**自然健康法**と理解して……」と記述していますように、自然療法でなく自然健康法を推奨しています。自然からの情報は、すべて五感から入りますので、五感健康法ではどうでしょうかというのが、五感健康法への萌芽です。従来の五感療法を変形したものですから、五感健康法にはオリジナリティはありません。

第5節　健康と心身一如

1．健康とは

五感健康法という認知症予防に関することを記述するに当たり、健康という言葉の成り立ちを考えてみます。これに関しましては、すでに、拙著『**五感健康法のすすめ**』（岐阜新聞社、２００２年）に詳述してありますが、健康は、五感健康法を論ずるには欠かせない言葉ですので、ここに再掲致します。

健康といえば、あまりにも日常的に使われている言葉です。しかしながら、健康とは何か、どんな状態を健康といっているのか掘り下げて考えてみたことのある人はそんなに多くはいないように思われます。

健康は、英語ではヘルス(health)といいます。このヘルスの語源はヒール(heal・

癒やし）、ホリイ（holy・聖）、ホウル（whole・全体）、ホリスティック（holistic・全人的）などと同じといわれています。ヘルスには、神聖、全体、全人的、癒やしなどと広い意味が含まれているようです。

英語のヘルスには、有名な**ＷＨＯ**（世界保健機関）の定義がありますが、それによりますと、人が「身体的にも精神的にも社会的にも良好な状態」のことを指しています。最近では、これに「スピリッチュアル（spiritual）にも良好な状態」が加わるようです。このスピリッチュアルを日本語に何と訳せばよいのかわかりませんが、精神的とは違って、生活の質（**ＱＯＬ**）を高めたり、生きがいをもつような、なにか崇高な、道徳的な、宗教的なにおいがします。日本語では「霊的」とでもいうのでしょうか。

拙著『五感健康法のすすめ』から引用

最近、私の岐阜大学の研究室時代の同僚、大森正英岐阜大学講師（当時、現在は中部学院大学教授）から岐阜新聞サンデーコラム（２０１９年11月２日）掲載の切り抜きを頂戴しました。そこに spiritual の彼独特の解釈の記載がありましたので、関連部分を引用させていただきます。「人間の精神活動の中で、mentalが知能、理性、知性など、頭で理解し、判断する働きであるのに対し、spiritualの方は優れた芸術作品や人の心の優しさに感動するなど、理性とはまた別の心の働きを示します。簡単に言うと前者は頭、後者は心の働きです」と含蓄のある解釈をしています。そこで、思い出すのは、第57回日本公衆衛生学会総会で、「これからの公衆衛生のサイエンスとアート」と題した学会長講演を致しましたが、そこでサイエンスに偏重している今日の公衆衛生活動にアートの精神の必要性を強調しました。大森氏の説を拝借するとspiritualは**アートの精神**といえないでしょうか。

『養生訓に学ぶ』（PHP新書、2000年）の著者、立川昭二氏によりますと、**治療**（治す、治る）には、戻す、ただす、修復、除去するという意味合いが強いのに対して、**癒やす**、**癒える**は、これは英語でいうヘルスと語源を同じくしているヒールですが、これには、和らげる、鎮める、潤おす、満たされる、充足、和解という意味合いがあって、柔らかい、やさしい言葉とのことです。したがいまして、**ヒール**と同義語の**ヘルス**（健康）には治療することよりも**癒やす**という大変に幅広く、奥深い意味合いがありそうです。

2. 「健康」の提唱者はだれ

健康という日本語の創始者は、江戸末期の蘭学者、**緒方洪庵**ではないかという説があります。洪庵はわが国における近代医学の父といわれている人です。健康という言葉が1849年発刊の洪庵の著『**病学通論**』に「凡ソ、人身諸器ノ形質欠ル所ナク、気血ノ循環滞ル所ナク、運営常ヲ衛ル者ヲ『**健康**』トシ」とあり、そこで初めて健康という漢語が用いられています。

健康の一つの条件に**気血ノ循環滞ル所ナク**という状態を挙げていますが、気血特に**気**の流れが滞らない状態という東洋医学的考えが込められています。また、**運営常ヲ衛ル**は生理学的に安定な状態をいい、**恒常性維持**のことを表しています。すでに、この時代から健康には恒常性維持が重要な役割を演じていることが指摘されていたといえます。

洪庵が健康という言葉を造語した理由として、杉浦守邦氏は、後記の参考論文で、次のように述べています。

「壮健とか健全というと、『**健**』に重みがかかり、強くて力があるという意味が表に出すぎてしまう、それでは恒常性保持の意味がどうしても薄れてしまうので、『**健**』という語に、安定していることを意味する安康の『**康**』を結びつけることによって、初めて原語の意味を正しく表現できると判断したからではないか」と推定しています。

洪庵は、さきの健康の定義に引き続いて、**完全な健康を十全健康、健康とも病人ともいえない段階を帯患健康**と称しています。現在では十全健康を最適健康、または、至適健康、帯患健康を半健康、あるいは○○病予備軍といっています。

半健康は、東洋医学での**未病**に当たるかもしれません。未病は、例えば、火事でいえばボヤの段階ですので、未病は、すでに何らかの病気の兆しがある状態になります。帯患に近いかもしれません。

参考論文　杉浦守邦、健康という語の創始者について、日本医史学雑誌第43巻2号249～254　1997

健康という漢語は、明治時代以降になって、洪庵の門弟である福澤諭吉や長与専斎らが、日常用語として世に普及したのではないかといわれています。

洪庵が世に登場した江戸時代までは、今でいう健康のことを**身を保つ**という意味で、貝原益軒の『**養生訓**』で代表されていますように**養生**という言葉がよく使用されていたようです。健康という言葉は使われていません。養生は、体操の類い、自分で行うマッサージの類い、食事の管理、控えめな飲酒・飲食の類い、呼吸法、瞑想、生活習慣一般などのようです。

貝原益軒は、『**養生訓**』の中に、身を保つという表現で、日常生活の中で元気に生きるには、運動、栄養、休息に過不足がないようにすることが必要と強調しています。彼自身、温泉地への旅を好み、夫婦でしばしば出かけたり、腹八分目の食生活を守ったり、夫婦で相互にマッサージし合ったり、琵琶を奏でたりして、それらを健康法とみなして実践していたようです。

健康法は、何なにの病気を予防するかではなく、いまある健康状態を保つということです。ですから例えば、高血圧症とか糖尿病に有効との温泉療法を健康な人には温泉健康法といい、同様に、精神病に音楽療法がよいといわれていますが、健康者には音楽健康法というべきではないでしょうか。最近、介護現場で**音楽健康指導士**が活躍しているようです。この人たちは、**うたと音楽**の力を活用し、身体機能の改善や認知機能低下予防に効果が期待できるレクリェーションを実践しているそうです。

3. 易経と心身一如

ところが、**健康**という言葉は、奈良時代の継体天皇、岐阜県人には根尾村の淡墨桜を植樹したらしいということで、なじみのある天皇ですが、この天皇の御世、中国、朝鮮半島を経て、日本に入ってきたという説もあります。

この語源は中国の古書の一つ、**易経**にあるというわけです。

かなり以前になりますが、ある人から健康は「からだを健やかにし、心を康らかにする」という**健**（**身・体**）・**康**（**心**）を略した言葉らしいと聞いたことがあります。このことを真に受けて、講義や講演などで健康という言葉が生まれた経緯を、このように解説してきておりました。これならば健康は心身両面を指していることになりますし、まさに「心身一如」のことですので、この方が健康という言葉の解釈としては、先の杉浦氏の推論よりもはるかに正しいように感じます。

大学を退官しました2000年が過ぎたころ、健康の語源を確認する意味もあり、その語源の出典といわれています**易経**の全文に目を通す機会がありました。もちろん、目を通すといいましても極めて表面的で、「健」と「康」という文字を探しに探しましたが、ついに見出すことはできませんでした。また、さきの**健**（**身**）体・康**心**を表すような漢字も、どこにも見当たりませんでした。ところで、易経の中の**繫辞上伝**《けいじじょうでん》に易の原理が説かれていました。易は、**乾**《けん》（天、陽）と**坤**《こん》（地、陰）からなり、その両者の対立と統一、これが時間や空間など宇宙構成の根本原理であるというのです。69ページに記しました陰陽論と同じですが、時代的にどちらが先か後かわかりません。乾と坤をそれぞれ自然界の言葉にすると、「天」と「地」になりますが、「**天**」は上にあって日月星辰《じつげつせいしん》の描く天文で能動的な意味合いがあり、一方の「**地**」は下にあって、山川草木のつくり出す地理で受動的な意味合いがあるというのです。天と地は対立していますが、その対立を通して天地が統一しているというシステムができているのが易であると言っています。それ故、易の原理は目に映る世界ばかりでなく、目に見えない世界もあると言っています。したがって、易の原理は、生と死、すなわち精気の凝集したものが有形の生物であり、その拡散したものが霊魂であるとして、この生物と霊魂を統一的に説明しています。

なお、蛇足ですが、乾と坤の二字を見ますと、漢文の授業で、**乾坤一擲**《けんこんいってき》という四字熟語を聞いたことを思い出します。天下を賭けるような大勝負に出ることを意味しているようです。「一か八か」の賭けのことです。

易は、天地が万物を生み育てる働きのすべてを網羅し、また、陰陽の対立、転化の原理を完全に体現しています。私は、天を天文で能動的、目に見えない世界といわれていますので、陽（天）は心と信じていました。がしかし、ウィキペディアフリー百科事典の中の陰陽性質表によれば、**陽**は肉体、**陰**は心となっていますので、人間のからだを乾（陽）とし、霊（心）を坤（陰）とし、このからだと心は対立していますが、統一もされていると解釈することができます。乾とは、剛強、積極的、純粋などがよくマッチした言葉になります。坤とは、柔弱、消極的、豊かな力の蓄積などがよくマッチしています。この乾（からだ）と坤（心）を良好な状態にするための漢語としては、壮健、健全、安康などが浮かび上がってきますが、その中から乾の側から健、坤の側から康が選ばれ、二つが結ばれて**健康**となったのではないかと思われます。これは健康の語源を、先に述べました**健身・康心**の省略語（四字熟語）ではないかという不確かな情報とつじつまを合わせるために自己弁解的に私は推定しました。

こうした背景から健康という漢語ができますと、すでに奈良時代からあったという説も正しいように思われますが、江戸時代まで健康という漢語が本当に存在していなかったのであれば、洪庵が易経を参考にして、初めて造語した言葉ということになるのでしょう。

4. 心への対応は宗教か

前述のことから明らかなように、健康は、からだと心とが一体になっていることと、理解されるべきでしょう。しかし、実際には、健康といえば、目に見える、からだの健康に注目されています。健康から心が忘れられていることが多かったのです。

17世紀にデカルトは、人間の心は霊魂、これは目には見えませんが、この力はあまりにも強大ですので、神様（教会）に委ねて、目に見えるからだに注目していく論理、すなわち、からだと心を切り離した二元論を打ち出して、からだのほうだけを実証的に分析し始めました。からだの形態の変調は眼で評価できますし、さまざまなからだの機能が計測できます。計測できれば数値化できます。そうなれば客観的に評価できます。ですから健康のうち、**からだ**だけが注目されてきたとしても不思議ではありません。したがって、からだの各部位の異常を発見できる検査、それも病気の前兆の異常が早期に把握できる健康診断項目が数多く開発されてきました。

一方、心は、その人の内面的なものですから、形も色も大きさもありません。ただ、心の悩みは、その人から発せられる声、言葉や様子、態度などで評価せざるを得ません。それらを客観的指標で捉えるとすれば、自律神経の微妙な変調、すなわち、交感神経が優位になるか、副交感神経が優位になるかの生理学的な変調、例えば心拍数、発汗量、唾液成分、コルチゾールなどで評価することになります。心の悩みは、自覚的な訴え、心理テスト、１９４９年以来施行されているＣＭＩ（コーネル・メディカル・インデックス）などに基づき、面接で傾聴することが、心をつかむ最良な方策ではないでしょうか。企業など集団的には、ヘルスチェックでスクリーニングした後に傾聴することが肝要です。まだまだ自覚症状を把握することが優先されています。こころの健康を捉えることは難しいようです。

第６節　健康法実践リーダー養成講座と五感健康法

岐阜大学教授に就任して６年後の１９９３年４月、岐阜県医療審議会の会長に指名され以降24年間（２０１７年3月まで）、会長を務めさせていただきました。１９９８年6月、岐阜県老人保健福祉計画作成委員会（その後、現在の高齢者安心計画作成委員会に変更）が設置されました。保健と福祉との連携を強化するべく、医療審議会会長でありました私が、老人保健福祉計画委員会の委員長も務めるように指名されました。この委員長を12年間（２０１１年8月まで）、務めることになりました。このことを契機に、当時の岐阜県健康長寿財団を足繁く訪ね、当時の専務理事と老人福祉、特に認知症などの予防に関して懇談を繰り返しておりました。健康の語源や心身一如についても話し合っておりました。

１９９９年ごろから、岐阜県では地域や家庭の中での健康管理の担い手になっていただく**健康法実践リーダー**を養成するようになり、そのリーダー養成のための**健康法実践リーダー**養成講座が開講されるようになりました。当時の梶原知事の発案と伺っていますが、健康法の心得として**好循環の保持**、**医食同源の励行**、**活性酸素の除去**、**心身一如の実践**、**未病の早期発見・早期治療の実行**の五つが掲げられました。この講師には、ご高名な帯津良一先生とか大島清先生とかが招聘されておりました。

これらのご高名な先生方は、ご多忙なので所定の講座日程に合わないことが多く、

「好循環の保持」、あるいは「心身一如の実践」の講話には、私は臨時講師に誘われることが、しばしばありました。私は、その際、前節で記述しました**健康の定義**や**恒常性維持**のこと、**心身一如**のことなどを力説しておりました。すなわち、認知症の予防には、**家庭でもできる簡単な健康法**として、五感療法あるいは五感健康法が有効ではなかろうか、と語りかけておりました。具体的には、先の私たちが行いました老人性痴呆に関する調査の結果から、認知症予防のためには環境要因として「友人」、「趣味娯楽」、「社会活動」など、人との交わりが重要項目に挙げられましたので、その人との交わりには、楽しく、気持ちがよくなくてはいけない、**心地よい人間関係**が大切であることなども力説しておりました。

「**心地よい**」ということは、心地よく五感に感ずる快感のこと、五感から入る快適な刺激が、大脳に入り、自律神経系に作用して、感動すれば交感神経が興奮し、癒やし感があれば副交感神経が働き、自律神経系のバランスがよければ、内分泌系、免疫系のトライアングル機能が働き、恒常性が維持されて、**自然治癒力**が高まり、健康が維持、増進されます。これには、**五感健康法**の励行がお勧めという主旨で、「好循環の保持」や「心身一如の実践」の講話の中で繰り返し強調しておりました。この**健康**

法実践リーダーは、後に第5章第1節で触れます**五感健康法推進員**と重複する面が多々あります。

第7節　五感という言葉に魅了

本章の冒頭で、「所変われば品変わる」のことわざを紹介しました。国内でも「所変われば」、それぞれの土地により習慣、風俗、文化の違いがあるのに驚かされますが、ましてや変わる所が外国になりますと、言葉の違いはもちろん、日本国内間での「所変われば」の比ではなく、習慣、風俗、文化には大きな違いがあります。その違いを捉えるのは、五感から以外にはありません。視覚、聴覚、嗅覚、味覚、触覚の五感だけでなく、仏教でいいます「六根」の一つ、**意根**、いわゆる**意識**、**第六感**も加えて、習慣、風俗、文化の違いを捉えます。捉え方には、個々人の感受性により異なりますが、その感受性は生来のものであると同時に生後の成育過程によるものもあるでしょう。いずれにしろ、生まれて初めての外国、ドイツの地に立った瞬間（1971年）、私の五感は、強烈な刺激を受けました。それ故に、この1971年を起点に、それ以降の自分史を書き、『1971年以降の自分史からみた五感健康法』を出版致しました。

国内では、私は転居の経験が多い方ではないかと思っています。本章第1節でも述べましたように、私は愛知県新城市の出身ですが、私が住んでいたころは村（八名郡八名村中宇利）で、後に合併して市になったにすぎません。そのような田舎から移り住んだ最初の町は、岐阜県各務原市、当時の稲葉郡那加町で、私には、アメリカ人の目立つ、ハイカラな町に映りました。私には町に来たという印象が強かったのですが、岐阜に来て、すぐに親交を深めた京都市、島根県、広島県からの同期入学生には那加町が田舎に見えたらしく、「こんな田舎とは知らなかった」とぼやいていました。このとき、出身地により感じ方がかなり違うものだなと実感しました。それは、育った環境や文化の違いからでしょう。その後、岐阜市に移り住みましたが、数年して1年間、上京することになりました。私のような田舎者は、東京の人の多さと喧噪のひどさに戸惑うばかりでした。また、私には大都市の空気が合わなかったのでしょうか、秋口に全身に湿疹ができ、苦闘しました。岐阜に戻りまして、半年後、今度は、飛騨の神岡町で3か月、過ごすことになりました。交代要員がいなかったので、3か月延長して、結果的には半年間、神岡という雪国に滞在し、越冬したことになります。このときは妻と一緒でしたが、雪の深い街での生活にうんざりしました。幸い、岐阜大学公衆衛生学教室の兄弟子に当たる鉱山病院の分院の院長が近くの社宅に住んでいましたので、毎日のように社宅に誘っていただき、慰められ、感謝したものです。

故郷の田舎、那加町、岐阜市、東京、神岡町、それぞれ文化も違いますし、習慣にも違いがあり、言葉づかいに若干の違いがありましたが、なにせ日本国内のことですから、すぐに住めば都になってくるものです。ところが、ドイツ滞在では、1年経てば、少しは住み慣れてはきましたが、日本では味わえないような視界いっぱいに広がる麦畑やぶどう畑の景観、ベルリン交響楽団の演奏、濃厚な味のドイツ料理のいろいろ、町の空気・風のにおい、大規模な健康棚からのマイナスイオンの噴霧、杖を突きながら散歩している高齢者や心身障害者の姿など、いずれも初めて見る景観や雰囲気が強く焼きつきました。

先の第3節に、ティク・ナット・ハン師の『般若心経』のことを記述しました。そこに、

「すべてのもの」は、十八界で構成されているということを引用しました。すなわち、目、耳、鼻、舌、体、心の**六根**と、色、音、匂い、味、触覚、意の**六境**とが接触して**六識**、すなわち眼識（視覚）、耳識（聴覚）、鼻識（嗅覚）、舌識（味覚）、身識（触覚）、意識が生まれます。六根は感覚器官、六境は感覚器官が捉える対象のことですが、この両者を接触させる六識（五感＋意覚）が成立します。**根、境、識いずれも相互存在してこそ五感（六感）が成立し働いてくる**ようです。

情報が入ってくる入り口、六根を清らかにすることを**六根清浄**というそうです。白装束に身を包んだ信者たちが連呼している言葉です。六根を清らかにして山登りをするための掛け声ですが、**貪欲**、**怒り**、**愚痴**の仏教でいう三**毒**を捨てて、ポジティブな姿勢でプラスのエネルギーを享受すれば幸福になれるといいます。五感は、自然環境、人為環境からの情報の入り口ですので、私たちもプラスのエネルギーを享受するようにすれば、脳は活性化するのではないでしょうか。五感は、語感の良い言葉です。また、五感は、**健康に有意義な言葉**です。五感を用いた健康法は、魅力ある健康法に聞こえませんか。１９７１年の初渡航以来、**五感**という言葉に魅力を感じ、その五感という文字を見れば、すぐに、それに関心を抱くようになりました。

なお、五感健康法のことをもう少し具体的に早く知りたい方は、次の第3章や第4章は飛ばして、第5章を先にお読みいただければ幸甚です。

第3章

五感と大脳

第1節　大脳の各部位とその働き

1．般若心経と大脳

第2章の第3節で述べましたが、般若心経の中にある「無」や「空」について、訳書『般若心経』の著者であるティク・ナット・ハン師は、独自の見解を披露しています。五感の一つ、視覚を例に取り上げて、「見るということ」を解説しています。「〝見る〟ことは、どうして成立しているのでしょうか」という疑問に答えています。視覚の受容器（網膜）は、環境の中のある像を捉えるだけの役割を持っています。受容器が捉えた像は視神経を通り、中継点の視床を経由して後頭葉の感覚野に到達して、初めて像が映ります。しかし、これだけでは像が何であるのか、どのような像なのかの理解ができません。後頭葉だけでなく、頭頂野、側頭野、辺縁系の側坐核や扁桃体などを通過しながら、前頭前野に伝えられて、初めて何を見て、どう感じたかがわかるのです。このうちのどれが欠けても〝見る〟ことはできません。すべてがそろって、初めて視覚が働き、〝見る〟ことができるのです。般若心経では、眼も形（対象）も眼識（視覚）も、それぞれは「空」、「無」でありますが、これら、すべてがそろって、**インタービーイング**（**相互存在**）して、初めて〝見る〟ことが成立すると解釈しています。

私は、これでやっと、般若心経の中の**空**や**無**の意味がなんとなく理解できたようになりました。

この般若心経の訳書でも、また、各社の新聞や雑誌の健康欄でも、最近はテレビ番組の健康講座でも、前頭前野、視床、視床下部、海馬、扁桃体、側坐核、A10神経系、などの医学専門用語が、ポンポンと登場しています。これらは、大脳の、どのあたりにあるのか、そして相互存在（インタービーイング）しているのか、脳の解剖学のテキストを参考にしながら、まず、大脳の構成要素である神経元から簡単に解説していきます。ここに記載しました内容は、拙著『五感健康法のすすめ』からの再掲ですが、かなり追加しています。

2. ニューロンとは

大脳を構成していますす千数百億個の**神経細胞**の、1個、1個の細胞は、細胞核のある**細胞体**、他の細胞から入力を受ける**樹状突起**、他の細胞に出力する**軸索**とからなっています。この1個の細胞のことを**神経元（ニューロン）**といいます。このニューロンは、脳の重要な仕事である電気的信号の伝達に直接関係していま す。**神経伝達物質**という化学物質がニューロンを刺激しますと、そこが興奮して活動電位を起こし、次のニューロンに信号を伝えます。多くのニューロンが脳内で数個から数万個つながり合い、巨大なネットワークを形成しています。このネットワークには可塑性があり、脳内に何か欠損などが生じたとき、それを補完するようにネットワークが再構築されます。ニューロン同士の接続部、中継部、これを**シナプス**といいますが、ここに化学物質が関与していま す。化学物質として、アドレナリン、**ドーパミン、セロトニン、**アセチルコリンなど何十種類もの物質が見つかっています。神経伝達物質はニューロンの

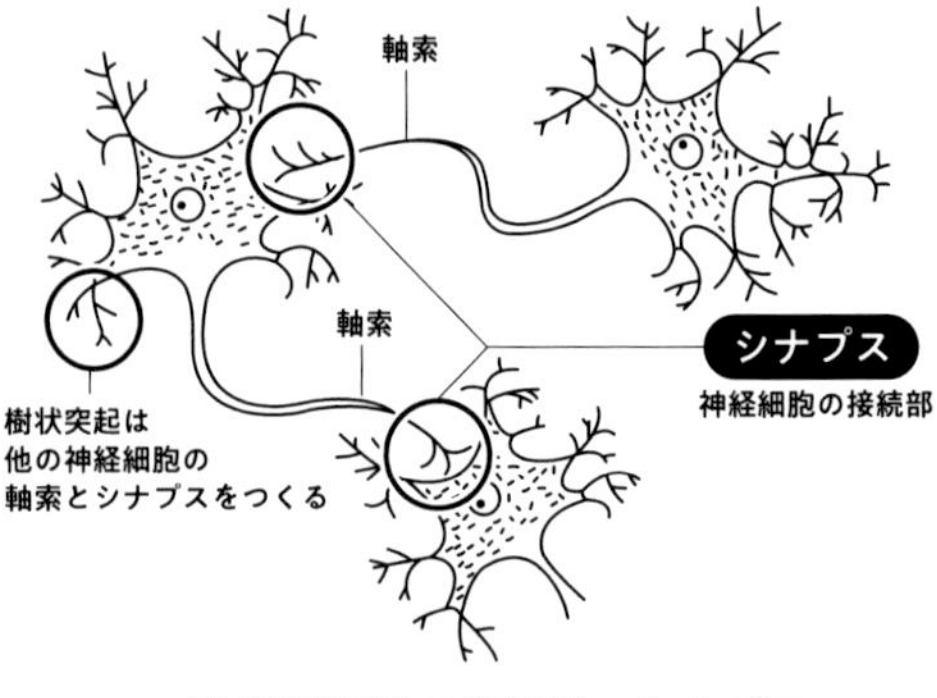

神経細胞間の接続部・シナプス

軸索突起の先端にある終末部から出て、ニューロンとニューロンの間や、ニューロンとその他のニューロンとの間のシナプスで働いています。

3．大脳内の構造

脳は頭蓋骨内にあり、大まかに**大脳、小脳、脳幹**からできています。

脳には、前述しましたように、細胞体と樹状突起と軸索とからなるニューロンが詰まっています。脳の表層を覆っている細胞体の集まりが**灰白質**、その表層下の軸索の集まりが**白質**です。軸索という繊維は加齢とともに発達し、脳の奥（中心部）へ延長し、電気信号の伝達速度に作用します。軸索はミエリンという脂肪で覆われて鞘になり、それが束になると白く見えます。それで白質といいます。

脳は、およそ全体の10％の**神経細胞**（ニューロン）と90％に相当する**グリア細胞**（神経膠細胞）で構成されています。グリア細胞は、栄養補給などで神経細胞を助けています。脳全体の神経細胞数は千数百億個といわれています。そのうち、大脳の表層の薄い膜を**大脳皮質**といいますが、それは、140億個の神経細胞からなっています。**小脳**は大脳よりも小さいのですが、神経細胞数は1000億個もあります。

大脳は、思考、言語、記憶、感覚、運動の中枢です。
小脳は、からだの平衡、手足の運動の中枢です。
脳幹は、生命維持の中枢です。

脳幹は複雑で、**間脳**、**中脳**、**橋**《きょう》、**延髄**からなっています。頭蓋骨に続いて脊柱管があり、その中に延髄の延長に**脊髄**が連なっています。また、**脳幹**には、神経線維が網の目のように張り巡らされ、その間に神経細胞が豊富に、放射状に分布しています。これを**脳幹網様体**といいます。

脳幹の先頭の**間脳**は、**視床**と**視床下部**とからなっています。
視床は、五感から大脳皮質への中継点です。網膜（視覚）からの情報は視床の**外側膝状体**《がいそくしつじょうたい》を中継し、蝸牛核（聴覚）からの情報は視床の**内側**《ないそく》**膝状体**を中継し伝播します。
視床下部は、内臓の活動、体温調整、自律神経の中枢です。
間脳の次の**中脳**は、ここの前面に**大脳脚**という隆起があります。隆起のつけ根には、後に触れます黒質（A9神経系）があり、後面には**四丘体**があり、その上一対は**上丘**《じょうきゅう》で対光反射、調節反射、輻輳《ふくそう》眼球運動に関わり、下一対は**下丘**《かきゅう》で聴覚の重要な中継点となっています。

橋は、知覚性や運動性の伝導路となっています。

最後尾の**延髄**は、呼吸運動、心臓の拍動の中枢です。

4. 右脳と左脳を結ぶ脳梁

大脳は、**右脳**と**左脳**に分かれており、右脳、左脳それぞれの神経細胞数など構造的には全く違いはありませんが、**右脳**は、音楽など感性をつかさどり、**左脳**は言語機能など知性をつかさどるといわれています。右脳と左脳をつないでいるのは**脳梁**《のうりょう》ですが、その中心部に**大脳基底核**があります。ここは、大脳皮質と脳幹を結びつけている神経核の集まりです。その集まりには**線条体**、**淡蒼球**《たんそうきゅう》、**視床下核**、**黒質**（**A9神経系**）があります。

線条体は、大脳皮質と視床からの入力部で、意思決定をつかさどる部位ですが、**被殻**と**尾状核**からなり、うち、**被殻**は、人の欲求や快楽を制御し、**尾状核**は、学習、記憶、言語理解、運動、抑制に関与しています。

淡蒼球は、後に触れます前頭前野の運動パターンから適切な運動を選択する役割を担っています。GABA（自律神経のバランスを整える成分）動作に関与しています。

視床下核は、眼球運動の制御、辺縁系への制御を行います。この視床下核は、後に詳述します視床下部とは名称は似ていますが、全く別の部位名ですので念のために記しておきます。

黒質（A9神経系）は、メラニンの多い層で、線条体にドーパミンを送り興奮を抑制します。

脳梁の**大脳縦裂**の深部には、強大な白質板があり、これが右脳と左脳をつなぐ神経線維（2億本以上）の集合体になっています。

5．大脳皮質と前頭前野

大脳皮質の表面は、頭の左側面から見ますと、前（左）から**前頭葉**、**頭頂葉**、**側頭葉**、**後頭葉**とからなっています。**前頭葉**は、大脳の真ん中に縦に走っています**中心溝**より前の部分をいい、**頭頂葉**は、中心溝の後ろで、**外側溝**の上の部分をいいます。**側**

頭葉は、外側溝の下の部分で、**後頭葉**は、側頭葉と頭頂葉の後ろの部分をいいます。

前頭葉は、**前頭連合野**と**運動野**に分かれ、**頭頂葉**は、**頭頂連合野**と**一次体性感覚野**とに分かれていま す。中心溝を挟んで前に**運動野**、後ろに**一次体性感覚野**があります。一次体性感覚野の下のほうに**一次味覚野**があります。**側頭葉**は、**側頭連合野**と**一次聴覚野**に分かれています。**後頭葉**は、**後頭連合野**と**一次視覚野**に分かれています。なお、**一次嗅覚野**は前頭葉の底面のところにあり、側面からは見ることができません。

大脳皮質は、**大脳新皮質**と**大脳辺縁系**とに分かれています。

大脳新皮質は、人間に特徴的である知的な精神活動に関与しています。**大脳新皮質**は、前記の大脳全

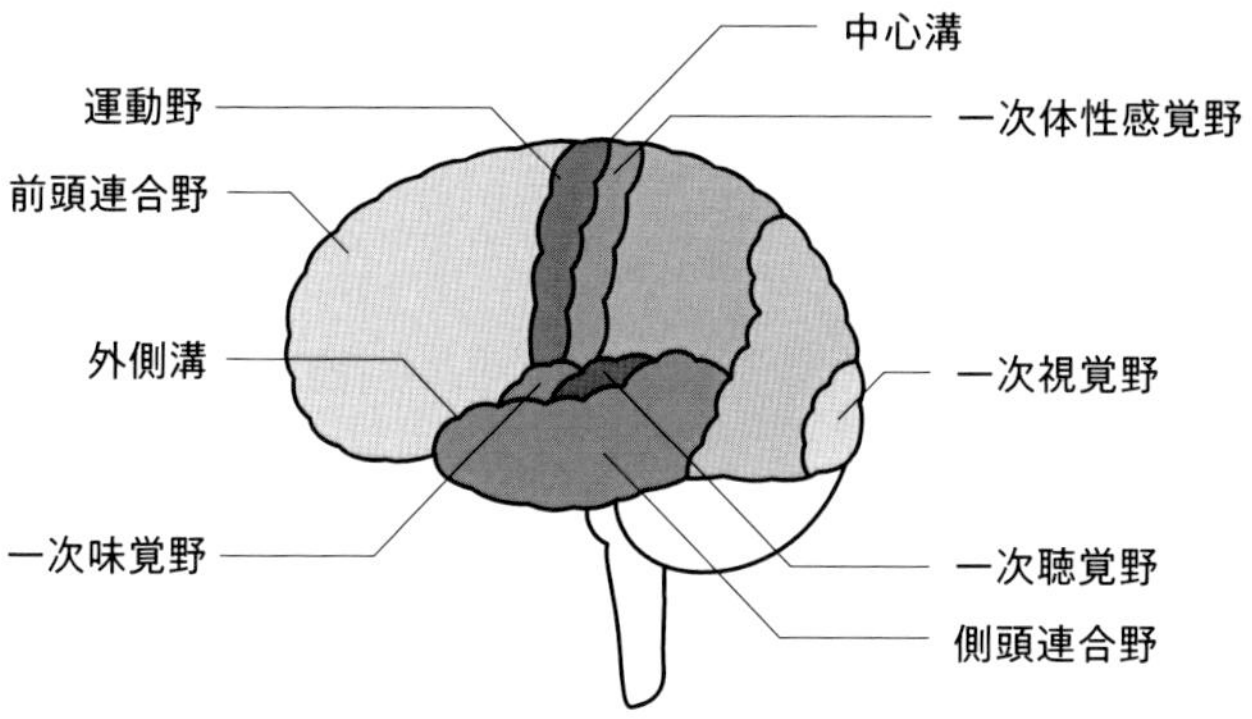

表面のうち、中心溝を挟んだ運動野と一次体性感覚野を除いた大脳皮質、すなわち前頭、頭頂、側頭、後頭の各連合野と一次性の四つの感覚野のことです。人間の**大脳新皮質**は動物と比べて圧倒的に大きい割合を占めています。**知性、感情、意思**の三つを備えている生き物が人間といわれています。特に**前頭連合野**、これを**前頭前野**ともいいます。大脳表面積を100としますと、前頭葉（前頭前野）は41%、頭頂葉は21%、側頭葉は21%、後頭葉は17%で、この**前頭前野**が、最も人間らしい複雑で高度な脳の働きをする部位です。ここでは、ワーキングメモリー（作動記憶）、反応抑制、行動の切り替え、プランニング（企画、立案）、推論などの認知、実行機能を担っています。また、高次な情動、動機づけ機能、意思決定過程をもっています。さらに社会的行動、葛藤

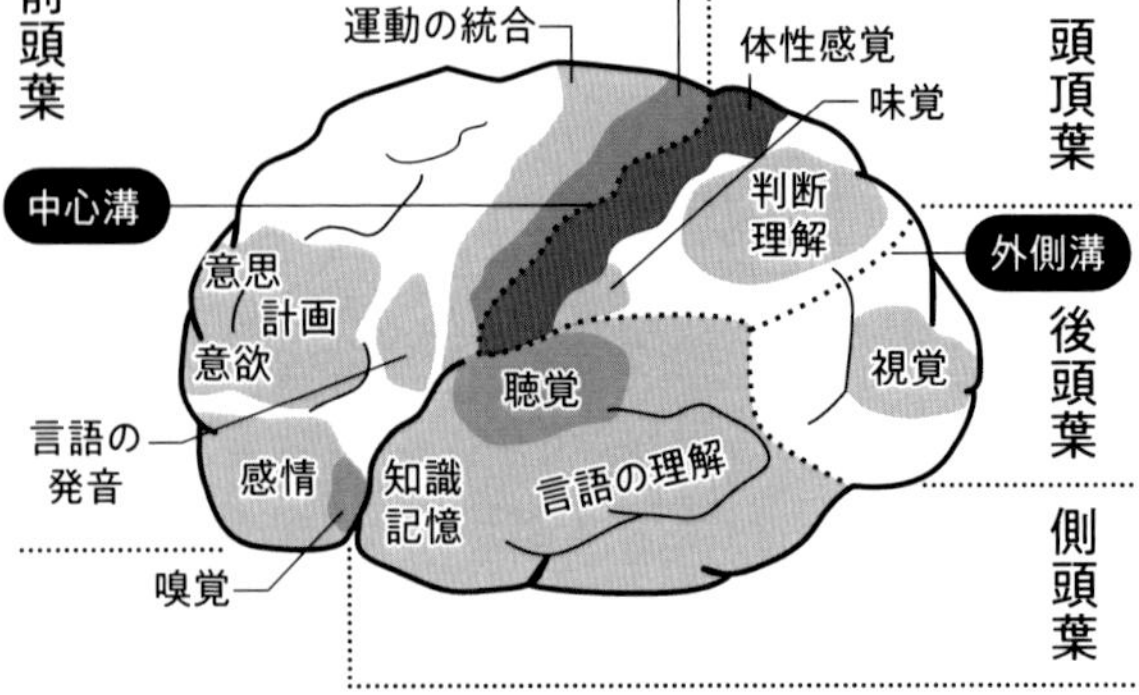

の解決、報酬に基づく選択など多様な機能に関与しています。**前頭前野**は、**脳幹**、後に述べます**大脳辺縁系**から線維連絡を受けています。動機づけや覚醒状態に関する情報も入力されます。**運動連合野**、**大脳基底核**とも相互に線維連絡しています。

前頭前野の腹側面（下部）に**眼窩**《がんか》**前頭前野**（**眼窩前頭皮質**と同義語）があり、そこには五感からの感覚刺激に関して高次な処理を受けた情報が集まります。

6. 大脳辺縁系

大脳辺縁系は、**大脳新皮質**の内側にあり、**帯状回**《たいじょうかい》、**脳梁**、**扁桃体**、**海馬**、**海馬傍回**《ぼうかい》、**側坐核**、**脳弓**《のうきゅう》、**乳頭体**、**松果体**などがあります。

帯状回は**大脳新皮質**の内側面で**脳梁**を取り巻くように存在しています。帯状回の下面は、前後方向で脳梁に沿いながら、**前部帯状回**から**後部帯状回**、**海馬傍回**と連なっており、辺縁系の各領域を結びつける固有の役割を果たしています。中でも**前部帯状回**は、血圧、心拍数、情動に関連しています。**後部帯状回**は、物事への欲求に関連しています。また、長期記憶とワーキングメモリー（作動記憶）とを結びつける役割もあります。帯状回は**視床**や大脳皮質の**一次体性感覚野**からの入力も受けています。**海馬傍回**は、自然や都市風景など地理的風景の記憶や顔の認識に関与しています。

嗅覚につきましては次節で詳述しますが、嗅覚の情報は大部分、直接、**一次嗅覚野**に入力されます。嗅覚の一部と他の四つの感覚の情報は、間脳の中の視床にある中継核に入り、そこを経由して、それぞれの大脳皮質の**一次感覚野**に入力されます。しかし、五感からの情報は、一部、**視床**の中継核から直接、**扁桃体**に入力されるものもあります。その**扁桃体**は視床下部の近くにあります。

扁桃体は、恐怖感、不安、悲しみ、喜び、直観力、痛み、記憶、価値判断、情動の処理に関与していま

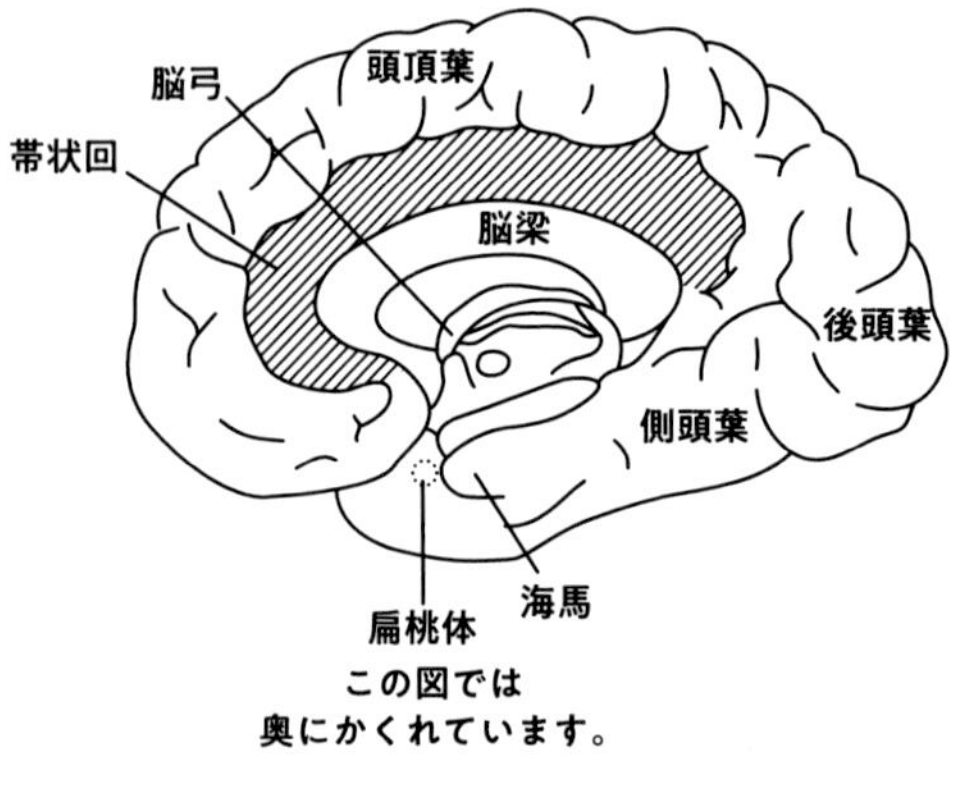

す。すなわち、喜怒哀楽を識別します。この扁桃体に隣接して**海馬**があります。

海馬は、記憶をつかさどっています。それも永続的な記憶ではなく、新しい記憶を蓄えています。一度、以前、見たことがあるような記憶、出来事や風景を思い出すことによって意識にのぼらせます。これを認知記憶とか**陳述的記憶**（エピソード記憶や意味記憶）といいますが、これには**海馬**が強く関与しています。蛇足ですが、**非陳述記憶**について触れておきますが、これは、手続き記憶や情動記憶を指します。**手続き記憶**は、技巧や運動技能などに関する記憶であり、大脳皮質・基底核・小脳などがかかわっています。

側坐核は本章第7節3でも触れますが、快感をつかさどっています。GABAの産生に関与しています。

脳弓は、海馬から出て前方の乳頭体、中隔核に至る神経線維束で、脳梁の下で左右対をなして弓の形をしています。

乳頭体は、脳下垂体、松果体とともに視床下部に含められています。

松果体は、第5章第4節3で詳述しますが、視床下部の下のほう、下垂体の上にあります。ここは、**メラトニン**を生成する機能をもつ内分泌器官です。日内リズムを生み出しており、太陽の光に当たると**セロトニン**が生成され、夜になって光が減少すると、メラトニンがセロトニンから生成されます。近年、ジメチルトリプタミンが、メラトニンと同様、セロトニンから生成されることがわかってきました。これは天然の幻覚剤といわれています。

第2節　嗅覚の中枢

嗅覚は、他の感覚とは異なっていますので、ここで、簡単に解説しておきます。

におい物質が、鼻腔に入りますと、鼻上皮という粘膜に溶け込み、そこからにおい物質を鼻細胞の鼻毛が感知し、細胞内で電気信号となり**嗅神経**に伝わり、嗅球（終脳の終末端）に入ります。さらに、ここから側頭葉の梨状《りじょう》皮質を介して、大脳辺縁系の扁桃体、海馬、海馬傍回、間脳の視床下部、また**大脳皮質嗅覚野**、**眼窩前頭皮質**などに伝わり、いろいろな情報処理をして、においとして認識されます。**嗅覚が、本能的に感情を引き出す**のは、この脳内における複雑な信号の流れに由来すると考えられています。においでの回想は、聴覚より古い過去までさかのぼります。また、においは、五感の中で、最も感情を揺さぶります。

嗅覚は、味覚と同様に化学性感覚ですが、嗅覚を起こす物質は揮発性を有していま す。嗅覚は味覚の約2万倍でかなり敏感ですが、また、慣れやすい性質をもっていま す。においの感覚は、個人差も極めて大きく、また同一人でも変動が激しいのが特徴です。一般に年をとるにしたがって嗅覚は減退します。また、湿度の高いところでは、においの伝達が早まるなど環境にも影響されやすいところがあります。

第3節　触覚に関与する大脳皮質

触覚は、体性感覚に含まれる感覚の一つです。体性とは、身体を意味していて、内臓感覚は含まれていません。触覚は、皮膚、粘膜、筋、腱、骨膜、関節嚢、靭帯などにある受容器の興奮による感覚の総称です。**体性感覚**に関与する受容器の存在部位により皮膚感覚と深部感覚に分けられます。しかし、日常生活では必ずしも分けられません。例えば、手すりに手をそっと添えるだけで下半身の筋肉が収縮して、しっかり立つことができますが、これはアクティブタッチが働き、手指の表在感覚受容器と下半身の筋肉の受容器とが同時に刺激されるためです。

皮膚感覚の受容器は、触覚（メルケル盤、マイスナー小体）、圧覚（パチニ小体）、痛覚（自由神経終末）、温覚（ルフィニ小体）、冷覚（クラウゼ小体）などで、これらが全身に点在しています。**皮膚感覚の情報**は、受容器から知覚神経を通って、脊髄、視床を介して一次体性感覚野に到達します。顔は、受容器から三**叉神経**を介して、脊髄、橋または中脳に入り、視床を経由して一次体性感覚野に送られます。一次体性感覚野は、大脳縦裂（左右の大脳半球の境界）の内側、中心溝、外側溝に囲まれた頭頂葉の上下に帯状の中

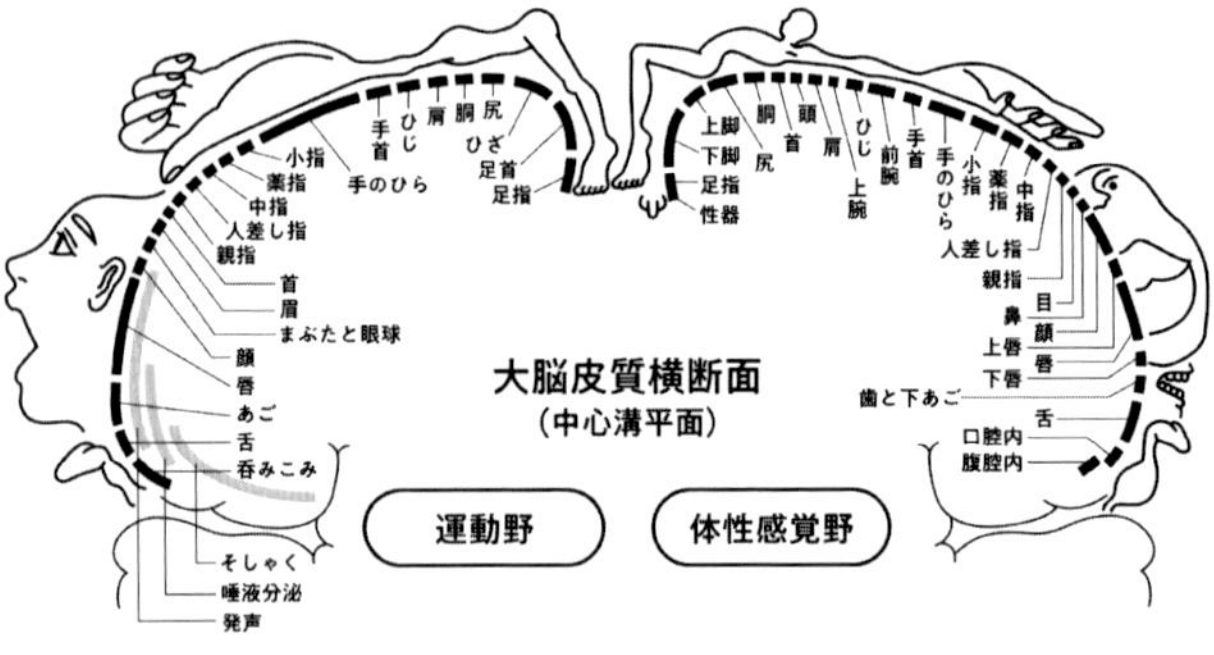

ペンフィールドの２つの地図

心後溝にあり、ここが触覚の主要な感覚受容野です。感覚野（**ペンフィールド**の体部位再現地図）によれば、上から下肢、背中、上肢、顔の領域になっていますが、顔や手指の領域が広くなっています。この一次体性感覚野の後ろに頭頂連合野があります。そこで、一次体性感覚野から二次感覚野が頭頂連合野の外側溝の上、頭頂弁蓋に連なります。ここで、粗い、つるつるというテクスチャーを認識します。さらに、三次感覚野は、頭頂連合野の後部にあります。そこには**縁上回**、**角回**があります。二次感覚野と合わせ皮膚の触覚刺激に反応するニューロンがあるといわれています。縁上回と角回は、語彙や意味処理に関連づけられ、音声情報と語彙意味情報との統合を担っているようです。つまり、ここに視覚情報、聴覚情報が入ってきますので、触覚情報と交錯しま

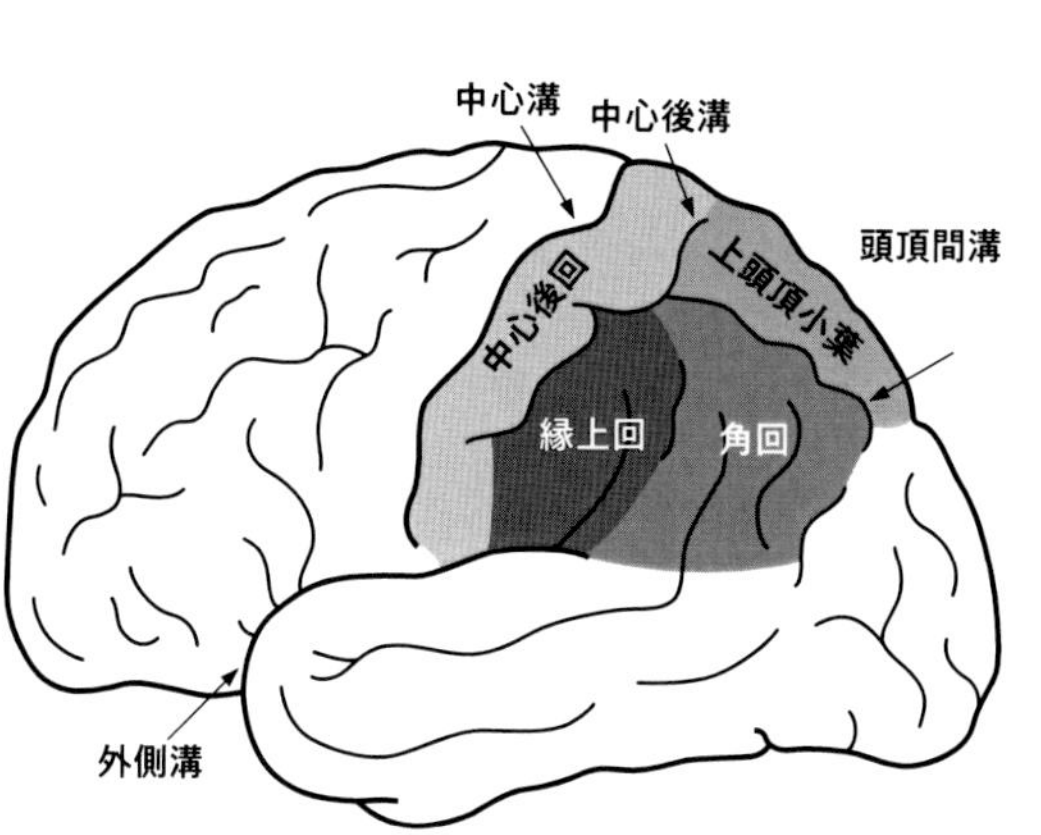

す。ここと眼窩前頭前野とはつながっています。眼窩前頭前野は、視覚、触覚、聴覚など五感からの情報が統合されて、快感を生じさせます。

島皮質は外側溝の中にあり、**島皮質前部**と**島皮質後部**とに分かれています。島皮質前部は視床から投射を受け、また扁桃体との入力と投射とがあります。島皮質後部は二次感覚野と相互に接続しており、視床から触覚情報を得ています。ウィキペディアによりますと、島皮質は、収束した情報を処理するところのようです。島皮質前部は嗅覚、味覚、内臓自律系、辺縁系により強く関わり、島皮質後部は聴覚、体性感覚、骨格運動とより強く関わっています。fMRIによる研究によると、島皮質は痛みの体験や喜怒哀楽や不快感、恐怖などの基礎的な感情の体験に重要な役割をもつことが示唆されています。頭頂葉は触覚を中心に五感健康に関与しているようです。

第4節　視床下部から恒常性維持の働き

1．「視床下部」の役割

視床下部は、本章第1節第3項でも触れましたように、間脳に位置し、内分泌や自律機能の調節を行う総合中枢です。多くの神経核から構成されており、体温調節やストレス応答、摂食・睡眠・覚醒など多様な生理機能を協調して管理しています。交感神経・副交感神経機能や内分泌を統合的に調整して**恒常性維持**に重要な役割を果たしています。系統発生的には古い脳領域で、摂食行動、性行動、攻撃行動、睡眠といった**本能行動**の中枢でもあります。

視床下部の**下垂体門脈系**は**下垂体前葉**とつながっており、甲状腺、副腎皮質、性腺を刺激するホルモンを分泌しています。**下垂体後葉**には、視床下部から軸索を経て、バゾプレッシンとオキシトシンを放出しています。

視床下部にある神経核の主なものを記します。

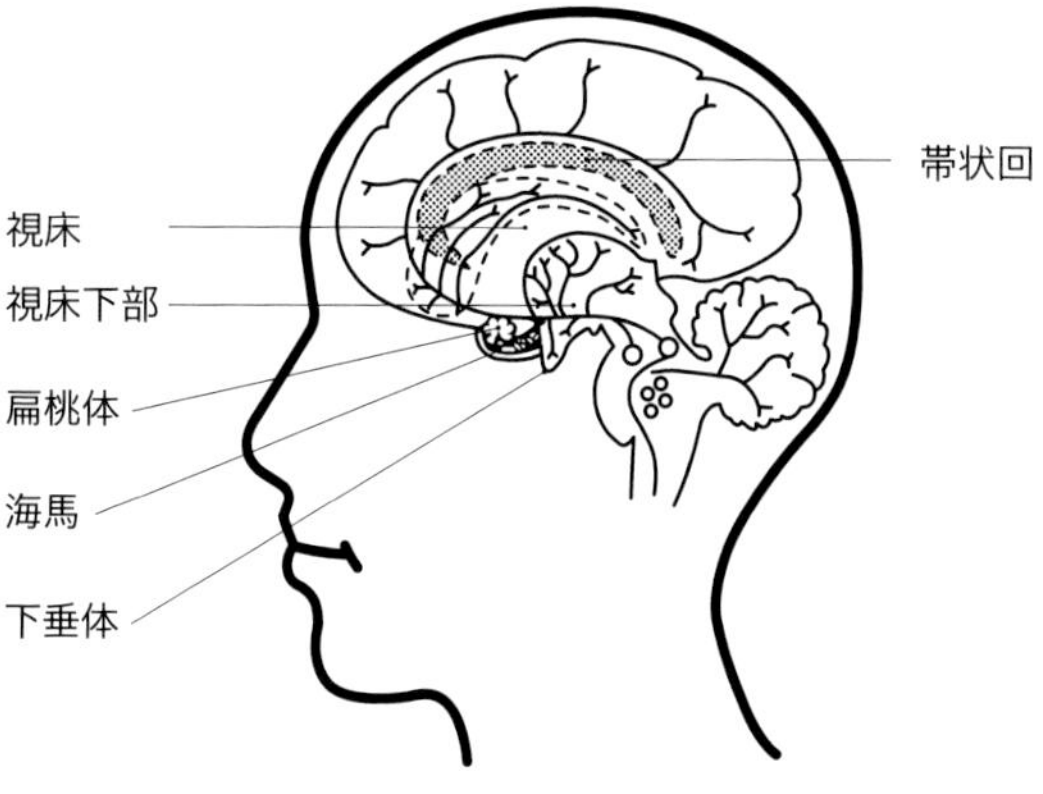

弓状核（漏斗核《ろうと》）は、成長ホルモン、甲状腺刺激ホルモン、性腺刺激ホルモンの放出ホルモン、あるいは放出抑制ホルモンを合成しています。摂食行動とも関連しています。

室傍核《しつぼう》は、副腎皮質刺激ホルモン（ＡＣＴＨ）を産生、分泌しています。室傍核の外側部では、**オキシトシン**や**バゾプレッシン**を合成しています。また、脊髄の節前ニューロンや迷走神経背側核に投射し、交感神経と副交感神経の中枢として重要な働きを担っています。

視交叉上核《しこうさ》は、自律的に概日リズムを刻み続けています。明暗の情報を目から受け取って体内時計を外界と同調させています。受け取った情報を**松果体**に伝えています。

視索上核には、神経ホルモンであるオキシトシンやバゾプレッシンを産生する細胞体が存在しています。オキシトシンは分娩時の子宮筋収縮や授乳時の乳汁射出に働きます。バゾプレッシンは腎集合管に作用して水の再吸収を促進し、抗利尿ホルモンとして働いています

乳頭体は、海馬から脳弓を介して視床前核、帯状回、海馬へと回路を形成し、情動と記憶に関与しています。

その他、**腹内側核**（満腹中枢）、**外側野**（摂食中枢、飲水調節、恐怖、怒りなど情動）などがあります。

繰り返しますが、**視床下部**は、**自律神経系**と**内分泌系**とが連結する重要な部位です。この部分が**下垂体ホルモン**の分泌を支配しています。それ故に、**自律神経系**は、**免疫系**とも関係しています。

自律神経系、**内分泌系**、**免疫系**が相互作用して**恒常性**（ホメオスタシス）を維持しています。

2. 自律神経系

神経系は、脳と脊髄からなる**中枢神経系**とそれ以外の**末梢神経系**に分けられますが、**末梢神経系**はさらに**自律神経系**と**体性神経系**に分けられます。五感に関与する神経は、このうち自律神経系ということになります。

外界からの情報はすべて五感で受け止めています。五感から電気的信号になり、嗅覚の大部分は直接、大脳新皮質に伝わりますが、嗅覚の一部も含めた五感は知覚神経を介し視床を経由して、一つは、それぞれの**大脳新皮質**に伝達され、もう一つは、大脳辺縁系の**扁桃体**を介して、視床下部に入ります。そこから自律神経に伝達しますので、視床下部は自律神経の高次中枢といわれています。

五感からの情報は、視床下部から下部脳幹や脊髄に交感神経、または副交感神経となり伝達されます。

交感神経は、脊髄の胸髄から腰髄までの外側から出て、腹側に回って、脊髄の両脇にある交感神経幹に入ります。その後は、各臓器など全身に分布し、情報を伝えます。

副交感神経は、中脳（動眼神経）、橋・延髄（顔面神経、舌咽神経、迷走神経）の下部脳幹と、脊髄の最下部、仙髄から出て、身体全体に延びます。副交感神経は、脊髄の両脇にある交感神経幹と連絡しています。

なお、**下部脳幹**は、呼吸、循環などの反射中枢ですが、また、副交感神経でもあります。下部脳幹は、十二対の**脳神経**、すなわち、嗅神経、視神経、動眼神経、滑車神経、三叉神経、外転神経、顔面神経、内耳神経、舌咽神経、迷走神経、副神経、舌下神経の起始部位です。

自律神経は、すべての内臓、血管や分泌腺などの働きをコントロールし、体内の環境を整えています。**自律神経系**は、意思とは関係なく独立して働いていますので、内臓や血管を意思で自由に動かすことはできません。自律神経系は、意識しなくても呼吸をしたり、胃を動かしたり、体温を維持するため汗をかいたりしています。

交感神経は、起きているときの神経、緊張しているときの神経、働く神経で、この**交感神経**が働くと末端にノルアドレナリンが放出されます。ストレス状態になりますと、**視床下部**から命令が**下垂体**へ、そこから副腎に下り、**副腎皮質**からコルチゾール（ステロイド）が放出されます。すると、エネルギー代謝が促進し、心拍数が増し、血糖値が上がり、免疫系のマクロファージやリンパ球中のＢ細胞やＴ細胞が減少して、免疫力が低下します。

副交感神経は、寝ているときの神経、リラックスしているときの神経で、**副交感神経**が働くとアセチルコリンが放出されます。アセチルコリンが放出されますと、**リンパ球**が増え、感染症の防御、細胞のがん化を抑制します。すなわち、免疫力が上がります。

交感神経と副交感神経は、一つの器官に対して、互いに相反する働きをしています。

体性神経系には、脳や脊髄から全身に向かう神経の道（遠心性神経＝**運動神経**）と脳や脊髄に向かう神経の道（求心性神経＝**知覚神経**）とがあります。

3．ホルモン系について

ホルモンは、主として血液を通して各細胞に運ばれ、そこの細胞の働きを調節するための化学物質として作用しています。神経系の神経伝達物質でありますアドレナリン、ノルアドレナリンなどはホルモンと兼ねた働きをしています。

ホルモンは、細胞での物質代謝、血液性状や血行動態などの恒常性を保つために、分泌量や血中濃度を一定にしています。ホルモンの多くは、**下垂体前葉ホルモン**によって調節されますが、さらに上位の間脳の**視床下部**からのホルモンによって調節されています。

ホルモンには、**下垂体**をはじめ、**甲状腺**、**副腎**、**卵巣**、**精巣**などがありますが、中でも下垂体は視床下部と連結していて重要です。**下垂体**は、視床下部の下にあり、下垂体前葉ホルモン、構造的には**脳下垂体**で、他の臓器からのホルモン分泌を刺激しています。一方、下垂体後葉ホルモン、換言すると**神経下垂体**は、視床下部からのニューロンの軸索部分を興奮させます。すると下垂体から美肌、乳汁、子宮に作用する**オキシトシン**や尿量を調節するバゾプレッシンが分泌されます。なお、**アドレナリン**は、自律神経の調整によって副腎髄質から分泌されますが、ストレス反応の中心的役割を担っています。アドレナリンの分泌が増えると血糖値が上がり、心拍数が増し、瞳孔が散大します。

4．免疫系とは

免疫は、体内に自己に不利益な異物が侵入してきたとき、それを選択的に排除する機能です。免疫臓器といえば、**胸腺**、**脾臓**ですが、この役割を担う細胞はからだのいろいろなところにあります。そして、これらの細胞が互いに調節し合いながら免疫を成立させています。

血液は、**有形成分**と**液体成分**に分かれていますが、**有形成分**のうち、免疫に関連するのは、白血球です。その白血球のうちの**顆粒白血球**、すなわち好塩基球、好酸球、好中球は骨髄の骨髄細胞系幹細胞からつくられます。一方、**無顆粒白血球**、これは免疫に関与しますN**K細胞**、N**KT細胞**、**リンパ球**などを指し、これらも、やはり骨髄

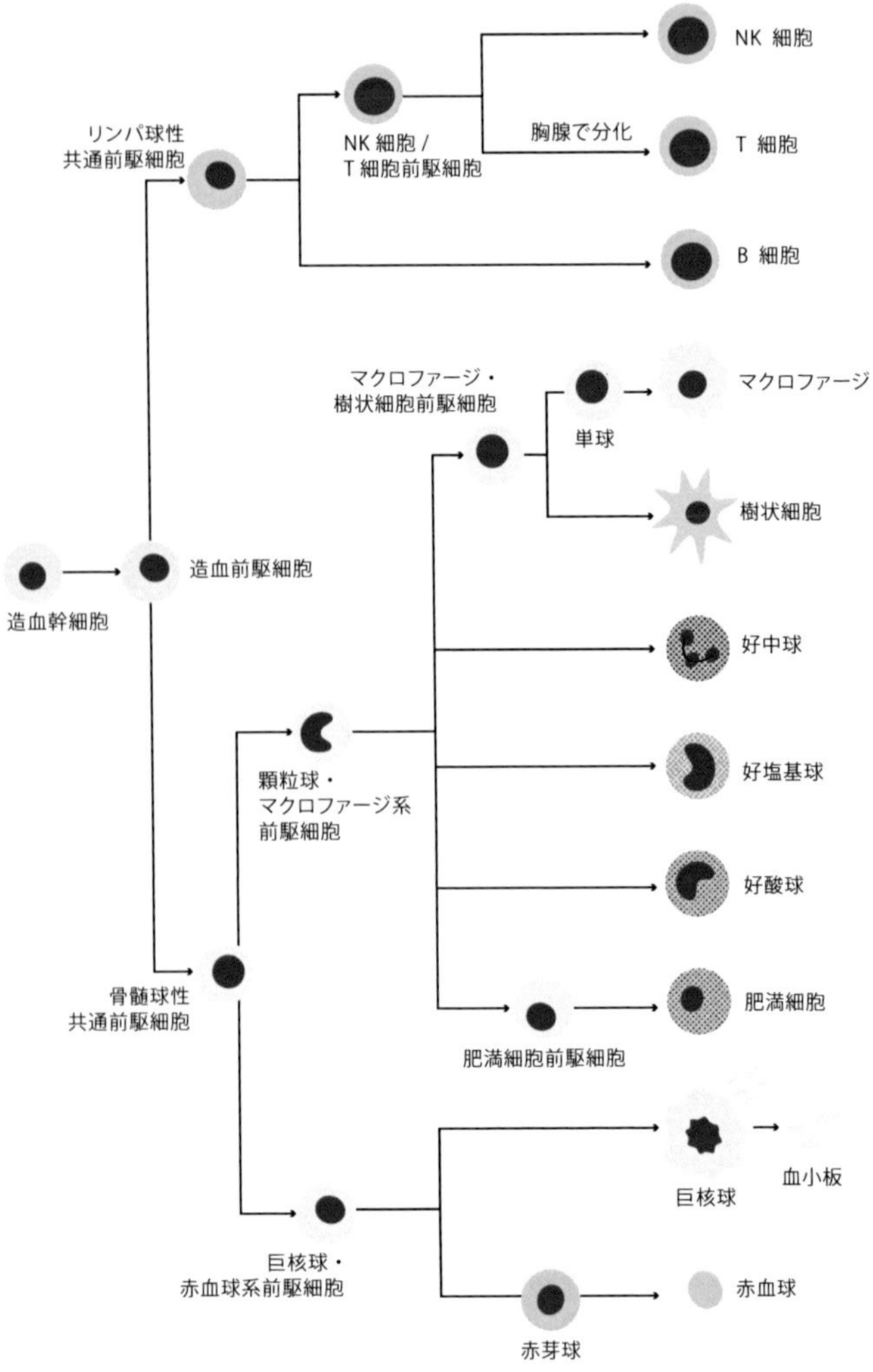

造血幹細胞から各細胞への分化プロセス

からですが、そこのリンパ球系幹細胞からつくられます。リンパ球が胸腺とリンパ結節に運ばれ、**胸腺**ではT細胞、**リンパ結節**では**B細胞**がそれぞれつくられます。単球はほとんど骨髄でつくられますが、一部はリンパ節でもつくられます。

液体成分である血漿《けっしょう》で免疫に関与するのは、たんぱく質で、中でもアルブミン、**グロブリン**は重要な役割を担っています。

主要組織適合抗原、これを**MHC分子**といいますが、これは、からだをつくっている、すべての細胞の表面にあり、自分を規定している分子のことです。この分子は、**HLA（ヒト白血球抗原）**とも呼ばれます。これは、一卵性双生児以外は個人によりすべて異なっています。そのため個人の識別に役立っています。

MHC分子の溝の中に異物としてのたんぱく質の断片が結合しますと、T細胞に対して免疫反応を起こす物質、**サイトカイン**をつくるように指示します。すなわち、細胞の中で断片となった異物がMHC分子と化学結合（抗原提示）し、この複合体がT細胞の抗原受容体（レセプター）と結合します。するとそのT細胞が活性化し、サイトカインを分泌するという仕組みです。

MHC分子には、**クラスⅠMHC分子**と**クラスⅡMHC分子**とがあります。

クラスⅠMHC分子は、生物のすべての体細胞の表面にあります。主にウイルス感染細胞がつくるウイルスたんぱく質、がん細胞がつくるたんぱく質の断片と結合します。抗原は、細胞質内でつくられ、たんぱく質分解酵素によって分解されたあと、細胞内の小器官である粗面小胞体へ運ばれ、そこでクラスⅠMHC分子と結合し、細胞表面に出て抗原を提示します。この抗原情報は、**CD8T細胞（キラー細胞）**で認識されます。

クラスⅡMHC分子は、樹状細胞やマクロファージの表面だけにあります。細菌などの異物が樹状細胞（抗原提示細胞）に取り込まれたあと、エンドゾーム（細胞内小器官）に運ばれ、そこでたんぱく質分解酵素により分解され、クラスⅡMHC分子と結合して細胞表面に提示されます。この抗原情報は、**CD4T細胞（ヘルパーT細胞）**に伝えられます。

CD4**T細胞**としては、分泌するサイトカインの種類によりＴh1**細胞**とＴh2**細胞**とがあります。Ｔh1**細胞**は、**インターフェロン・ガンマ**で細菌感染反応、ツベルクリン反応など遅延型アレルギー反応の主役となります。Ｔh2**細胞**は、**インターロイキン**（ＩＬ）・4、5、6などで、B細胞がつくる抗体に不可欠な分子で、炎症反応の主役となります。ＩＬ・４、５は、アレルギー発症のサイトカイン、ＩＬ・６は、炎症に伴う痛み、発熱を引き起こすサイトカインです。Ｔｈ１とＴｈ２は、相互に増殖や抑制をして免疫調節の働きをしています。

B細胞は、未成熟期には細胞膜表面にあり、成熟期には抗体として分泌されますので、抗原と直接結合して排除する能力をもっています。

ある種の食物に対してアレルギー反応を起こす人がいます。そばとか卵と聞いただけでもアレルギー反応を起こす人もいます。これは条件反射で、不安をもつ**精神状態**が直接免疫系に影響を与えてアレルギーを引き起こす例です。

反対に、効用のない薬でもある病気が快方に向かうことがあります。これを**プラシボ効果**といいますが、これは**心理状態**が免疫系に作用する例です。このように精神状態と免疫系との関係は深いので、ストレスとも強く関係しています。精

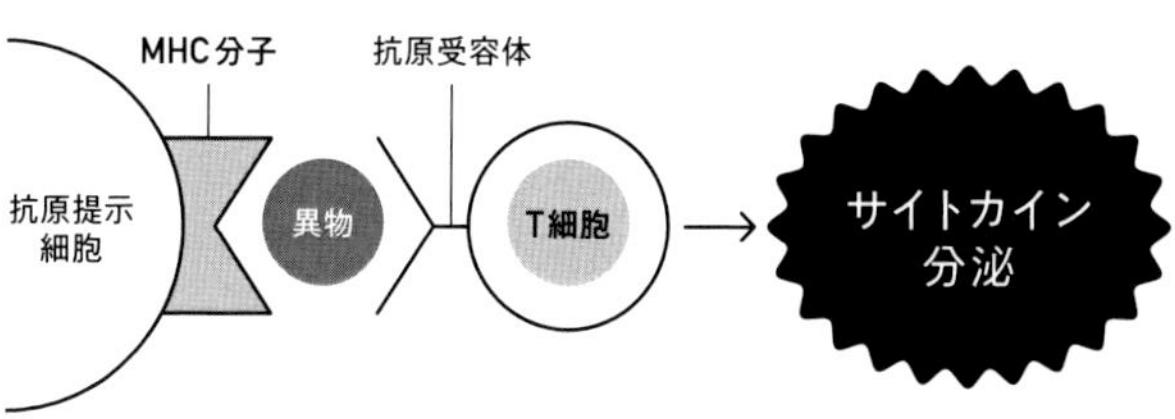

免疫反応が起こるメカニズム

神的影響で神経系から免疫系に作用して、病気を引き起こすことが多くあります。**病は気から**の典型です。

からだの中で起こることですが、抗原が免疫反応を示すものとして、免疫にあまり反応できないために発生する例が、**がん**です。一方、免疫に過剰に反応して起こる病気が、**自己免疫疾患**です。

からだの外からの影響によることでは、免疫にあまり反応しないために起こる病気の例が、**感染症**です。それに対して免疫に過剰に反応して起こるのが、**アレルギー反応**です。

第5節　恒常性維持には

免疫系は、ストレスの影響を強く受けます。大脳でストレスを感じますと、その信号は自律神経系やホルモン系、そして免疫系に伝達されます。ストレスの信号が神経細胞に働きかけると同時に免疫細胞にも働きかけるからです。免疫細胞から出された

サイトカインであります**インターフェロン**や**インターロイキン**などの物質が神経系に作用します。また、神経系・ホルモン系から出された**エンドルフィン**や**エンケファリン**などの物質も免疫系に作用します。

ストレスを受けたときの神経系、ホルモン系、免疫系の相互関係は極めて複雑です。ストレスを受けて自律神経系を介する経路と、ホルモン系を介する経路とがあっても、ともに免疫系に影響を与えます。

自律神経系では視床下部から

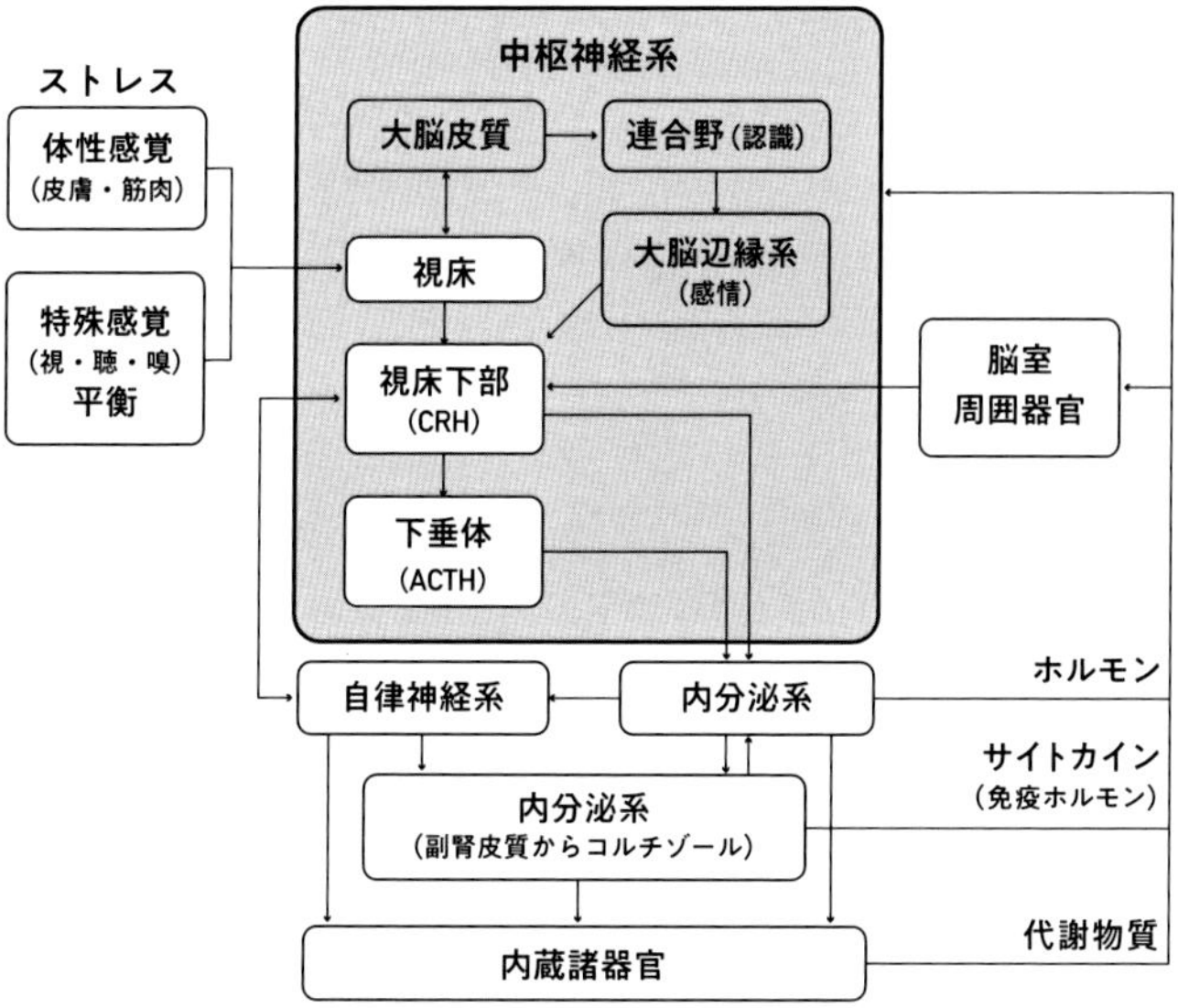

ストレスと神経・内分泌・免疫系の関係
(田野井正雄氏が、久保千春氏の原図を一部改変したもの)

交感神経系が刺激され、**ノルアドレナリン**が分泌され血糖値が上がります。さらに、交感神経から副腎髄質が刺激されて**アドレナリン**が分泌され、心臓血管系に作用します。一方、下垂体から副腎皮質が刺激されますと、**コルチゾール**が分泌され、免疫系に作用します。

からだを休める代わりに飲酒や喫煙、ストレスなどを繰り返していますと、視床下部から神経系と下垂体を刺激していきます。そうすると、神経系、特に交感神経が活性化することになりますが、下垂体は副腎皮質刺激ホルモンを分泌して**副腎皮質**からコルチゾールを分泌します。別名**ストレスホルモン**と呼ばれています。このコルチゾールの量が増えますと、生体防御に働くリンパ球の数や機能が低下します。免疫系に作用することになります。

栄養状態が悪くなりますと、免疫系の補体の成分が消滅して、感染に対する第一次防御が不能になったり、CD4T細胞が減少したりします。ビタミンが欠乏しますと、免疫系に変化が生じてきます。また、脂肪酸の欠乏や金属、特に亜鉛、鉄、マグネシウムなどが不足しますと、免疫系が正常に働かなくなってきます。

食品微生物ではビフィズス菌や乳酸菌など腸内微生物は**免疫賦活作用**をもち、がん細胞を抑制する働きがあります。**きのこ**に含まれている多糖類にも免疫賦活作用があります。このように栄養と免疫との関係は大変に深いものがあります。

恒常性の維持には、神経系、ホルモン系、免疫系が相互にトライアングル機能を発揮していることが必要であり、これが崩れますと病気になりやすくなります。ですから、神経系、ホルモン系、免疫系の働きを正常に保ち、恒常性維持が崩れないようにしなくてはなりません。それが**老化防止**にもなります。老化防止には五感の感性が強く関与するといわれていますので、感性を磨くうえにも五感健康法を積極的にすすめていきたいものです。

第6節　自然治癒力

1. 自然治癒力とは

前節で述べました恒常性に関係しますので、繰り返しになりますが、少し自然治癒力について記しておきます。ここに述べる大部分は、拙著『五感健康法のすすめ』に記してあります。

人のからだは、不思議なもので、元の状態に戻そうという働きが生起します。恒常性が働くからです。洪庵のいう「運営常ヲ衛ル」と同じです。

45歳以上になると脳内の神経細胞が減少しはじめ、シナプスも減少します。これに対して細胞減少を食い止めよう、シナプスをつなぎ止めておこうという恒常性維持が働きます。切断を修復しようとします。細胞を増やすことはできないまでも減少率を下げることには働きます。また、**代償的にシナプスを増加**させようとします。

このときに最も重要な働きをするのは脳血流ですし、血液中の栄養分です。ぶどう糖やたんぱく質やさまざまなビタミン類などが脳機能の活性には不可欠ですが、マグロ、ブリ、サンマ、イワシなどの青魚に多いといわれています**DHA**などの脂肪は神経の伝達をよくする働きをします。フォスファジルコリンは第二のDHAともいわれ、神経伝達物質のアセチルコリンの材料となり、記憶や学習をつかさどる脳の海馬を活発にする働きがあります。これは鶏のもも肉、サバの血合い、大豆、卵などに多く含まれています。

繰り返し記述してきましたように、恒常性は、神経系、ホルモン系、免疫系のトライアングル機能により保たれますが、それを側面的に助長したり、補完的に働くのが自然治癒力です。自然治癒力は自ら治ろう、治ろうとする力をいいます。外傷で出血したとき、凝固するように働くこと、あるいは傷を治す働き、脳血流にぶどう糖が不足すれば、筋肉や肝臓から補給すること、そのような働きを自然治癒力といいます。そのためにはたえず栄養を補給し、運動し、休養を取っておかなくてはなりません。

築山節氏は彼の著書『わかりやすい脳の機能とボケの知識』（オーム社、1998年）の中で、**痴呆（認知症）**と**ぼけ（軽度認知障害）**を分けています。ぼけは「脳の働き（機能）が鈍くなっていること」として、痴呆は「脳が高度な働きができず元に戻らなくなっていること」としています。つまりぼけは治る可能性を秘めているわけですので、自然治癒力があると考えられます。

2.『養生訓』に自然治癒力の記述

貝原益軒の、かの有名な著書『養生訓』巻第七、用薬の六に、「薬をのまずして、おのづからいゆる病多し。是をしらで、みだりに薬を用て、薬にあてられて病をまし、食をさまたげ、久しくいゐずして、死にいたるも亦多し。薬を用る事つつしむべし。」という一節があります。

養生訓の研究をしている立川昭二氏が、彼の著した養生訓の解説書ともいうべき**『養生訓に学ぶ』**（PHP新書、2001年）の中で、益軒の養生訓の、ここに挙げた一節を引用して「自然治癒力への信頼」を説いています。ここは薬のことを述べる巻ではありますが、真意は、「只保養をよく慎み、薬を用いずして、病のおのずから癒るを待つ。」という自然治癒力のことをいっています。

ここにある「おのずから癒る」というのは、立川氏によると、「からだの内なる自然への信頼、自然治癒力あるいは自己回復にたいする確固とした信念であり、自分のからだは自分で守り、病気も自然に癒すという確信である」と述べています。

この立川氏の著書に「自然治癒力について」論理的に解説している一節がありましたので、その節の全文を引用してみます。

この自然は、もとより景観としての自然ではない。また英語でいう「ネイチャー

(nature)でもない。あえていえばギリシャ語でいう**ヒュシス**（physis）の自然にあたる。

ギリシャと云えば、医学の父といわれる古代ギリシャのヒポクラテスは「流行病」で、「病気は自然が癒してくれる。自然は癒すてだてを自力でみつける」といっている。

ヒポクラテスは、なによりも人のからだにそなわっている自然(physis)の力（より正しくは**いきおい**）と環境に目を注いだ。病気もその自然の経過と考え、医術はこれを助ける技術と心得る。つまり、病気は外から人のからだを冒す局所的な出来事ではなく、からだの自然―ヒポクラテスにとっては体液―の乱れ（変調）という全身的な変化としてとらえ、その体液の混和を全身的に正しくひき戻すことが、病気の治療と考えた。ヒポクラテスは「医師の心得」で以上のようにいっている。

人間の健康はもともと動きをともなった自然であり、その動きは外から来たものでなく、呼吸、体温、体液の混和によりうまく調和され、あらゆる栄養あらゆる物質によって組み合わされた自然だから、その人の自然の働きを助けること、例えば食養生や運動などが最も重要な治療法である。

からだの自然を自律的な動きとしてとらえるヒポクラテスは、自然を他者によりかかり要求するものとは考えていない。その自然の経過に応じてその人の内なる**いきおい**が発揮できるように、その**いきおい**と技術とで対処していくことが、自然にそう医療であり、からだの中の自然の働きを回復することが健康法そして医療である。

『養生訓に学ぶ』から引用

立川氏はヒポクラテスの著『流行病』から読みとっています。こうした考えは、病いは「おのずから癒る」という益軒の考えと根本的には重なり合っています。

自然治癒力が働いているのは恒常性が維持されているときです。恒常性維持には自律神経系、ホルモン系、免疫系がバランスよく機能していることが必要で、これが崩れると恒常性がひずみます。恒常性の幅が狭くなります。このような異常が生じますと病気になりやすくなります。

3. 自然療法医学と保養地医学

恒常性がひずんだときは病気の潜在性を疑うときですので、風邪をひきやすい、下痢しがちになる、からだが疲れやすい、からだがだるいなどの訴えが多くなります。東洋医学でいう「未病」の段階ですから何らかの病気が潜んでいるときです。このとき自律神経系か、ホルモン系か、免疫系か、あるいはそれぞれの系が相互作用して、崩れた恒常性をもとに戻そうとする弾力的な働きが生じます。それが自然治癒力であり、その力を高めて、健康を維持・増進しようとします。立川氏のいう、**いきおい**です。この自然治癒力を高めるのを補完するような役割が各種の健康法です。

自然療法医学という言葉があります。この確たる定義はありませんが、強いて定義らしく表現すれば、「自然環境のもとで、心とからだと自然の調和を高め、人間の精神、感覚、運動を含めた機能を総合的に包括することにより、恒常性の機能を維持し人間の本来もつ自然治癒力、生命力を最大限に引き出す科学」となるでしょうか。健康科学、予防医学の一領域になると思います。**自然医学**ともいえます。

東洋医学とか漢方医学とも似ていますが、やはりそれらとは若干違いがあります。自然療法医学は代替医学とも似ていますが、これとも違います。ある特定な療法の代替ではありません。この医学のキーワードは「**心とからだと自然の調和**」で、その接点が五感です。五感療法医学といってもよいかもしれません。私の立場では**五感健康医学**といいたいところです。

恒常性の維持には自律神経系、ホルモン系、免疫系の各機能のバランスが必要です。これらの機能が働く限り、恒常性が維持され、健康も維持されるはずです。心理的反応も恒常性維持に大いに作用します。心理作用は感情中枢の大脳辺縁系を介して視床下部や下垂体に影響し、免疫機能に働きます。そして、ついに恒常性の維持が破綻してしまったときに、病気を起こします。この恒常性維持に向けて作用するのが自然健康法です。

東洋医学では、気の流れが滞りますと、元気がなくなり、自然治癒力が下がり、病気や未病にかかってしまうと考えています。そこで保養地などで姿勢を矯正して気の流れをよくすること、太極拳をしたりして天と地に向かって気をスムーズに流すようにすることも自然治癒力を高めることになるでしょう。

保養地医学とは「地形、温泉、森林、海岸、気候などの自然環境要件を利用して健康保持、増進からリハビリテーションに至る保健医療福祉の総合医学のこと」、「自然界にある刺激、それは気圏、水圏、土（地）圏の三つの圏域と人を含めた生物圏域をシステム化して、いうなれば生態系の中での自然界の情報を五感で受け入れて、自律神経系、ホルモン系、免疫系のトライアングル機能（恒常性機能）を、鎮静的、保護的、刺激的に補完し、自然治癒力を高めて、病気を癒す医学」ということです。本書68ページに記した拙著「ぼけゼロ作戦」の抜粋文、ドイツのクナイプ自然療法と重なります。これも五感健康医学となりませんか。

第7節　快感にからむ神経伝達物質とそれらの脳内部位

健康法の前に、五感をつけました限りでは、五感から受けた「快適」な刺激による良好な効果を期待するわけですが、その快適な刺激が脳内で神経伝達物質を介してどのように流れるのか、その流れを追求したくなります。脳内には、快感にからむ部位、すなわち、**扁桃体**、**側坐核**、**腹側被蓋野**などがあります。まず、快感ホルモンでありますドーパミンの動向から注目していきます。

1．ドーパミンとは

ドーパミンは、中枢神経系に存在する**神経伝達物質**で、アドレナリン、ノルアドレナリンの前駆体です。運動調節、ホルモン調節、快の感情、意欲、学習などに関わるといわれています。

このドーパミンは、セロトニン、ノルアドレナリン、アドレナリン、ヒスタミンと併せ、**モノアミン神経伝達物質**と総称されています。

また、このドーパミンは、ノルアドレナリン、アドレナリンとともに、**カテコールアミン**とも呼ばれています。

ドーパミンは中脳皮質の腹側被蓋野から分泌されます。**ドーパミン**は、前頭葉に分布する**報酬系**などに関与して、意欲、動機、学習などに重要な役割を担います。また、新しい知識が長期記憶として貯蔵される際、ドーパミンなどの脳内化学物質が必要になります。なによりもドーパミンは、脳に**快感**や**覚醒**をもたらす重要な役割を担っています。

脳梁中心部の基底核や中脳辺縁系にドーパミンが過剰になると、幻覚、妄想などが起こりますし、黒質（A9神経系）・線条体のドーパミンが減少すると、筋固縮、振せんなどの運動症状が起こります。

2. セロトニンとは

ストレスに関係するホルモンは、ノルアドレナリンやドーパミン、セロトニンで、ともに**モノアミン神経伝達物質**です。そのうちの**セロトニン**は、ノルアドレナリンとドーパミンの二つが過剰になって暴走しないように調整する役目を担っています。すなわち、ストレスがかかると放出される**ノルアドレナリン**は、自律神経に働きかけて心拍数を上げたり、血液量を増やしたりして活動しやすい状態をつくりますが、一方、ストレスになるようなつらい状況を乗り越えたときの達成感、うれしい気持ち、快感をもたらすのは**ドーパミン**で、この二つをコントロールして、気持ちを安定させるのがセロトニンです。

セロトニン神経は脳全体を調整する役割を担っています。**セロトニン神経**は、中脳から脳幹の内側部に分布している細胞群である**縫線核**にあります。セロトニン細胞は縫線核外の近傍領域にも存在し、逆に縫線核にはセロトニン以外の伝達物質を含む神経細胞も存在しています。**縫線核**は脳のほぼ全域、すなわち視床下部、脳幹、小脳、脊髄などほとんどすべての脳神経系に影響を及ぼし、意識レベルや、やる気の状態などをコントロールしています。

いずれにしても**セロトニン**は、**幸せホルモン**と呼ばれ、やる気や幸福感につながる脳内の神経伝達物質の９割を占めるとのことです。腸内環境を整えること、適度な運動、喜怒哀楽の感情の起伏、規則正しい睡眠などで自然とセロトニンを増すことができます。

3．側坐核とは

側坐核は、左右両側の大脳半球に一つずつあり、基底核の尾状核頭と被殻前部の透明中隔の外側で接する場所にあります。この**側坐核**へは、五感から扁桃体、視床下部を経由して入る情動刺激と、中脳の**腹側被蓋野**から入る刺激とがあります。いずれにしろ側坐核に刺激が入ると、ドーパミンが放出されます。

このドーパミンが脳内に心地よい感情をもたらします。側坐核が、快感に関わるシステムを構築する中心的要素であるといわれています。側坐核は、他に、背側線条体に働きます。特に線条体の被殻に作用して運動の調節をします。また、扁桃体、嗅結節、帯状回への投射経路を通じて情動行動にもからむようです。

4．腹側被蓋野とは

ドーパミン系神経は、**報酬系神経**ともいわれていますが、この神経は、延髄から中脳に向かう腹側被蓋野から出ています。**腹側被蓋野**は、中脳の1領域で、被蓋腹側に位置し、黒質（A9神経系）や赤核（A8神経系）に囲まれた内側の領域をいいます。

腹側被蓋野に外側1列（これを**A系列**といいます）と、内側1列（これを**B系列**といいます）の神経系が並んでおり、延髄から中脳に向かって順に**A系列**は、A1神経系からA16神経系、**B系列**は、B1神経系からB9神経系が並び、A系列の内側に並行して**C系列**は、C1神経系からC3神経系が並んでいます。

A系列での、延髄から橋に向かうA1神経系からA7神経系は、怒り、覚醒ホルモン、ノルアドレナリンを分泌します。**A6神経系**は、橋のA系列の中では最も大きく、ノルアドレナリンを多く分泌します。その神経系の細胞集団が青黒いので「**青斑核**」と呼ばれています。

中脳のA系列のA8神経系（赤核）、A9神経系（黒質）からA16神経系が、快感ホルモンであるドーパミンを分泌しますが、中でも「**A10神経系**」の細胞集団の大きさが最大となっていますので、これが快感中枢の中心となっています。

B系列の神経は、覚醒ホルモンの分泌を抑制する働きをし、やがて睡眠を導きますので睡眠中枢として作用します。**セロトニン**を分泌します。

C系列は、恐怖のホルモン、**アドレナリン**を分泌します。

第8節　五感からの快感の回路

1．五感から脳内回路

快か不快かの情報を価値評価するのは扁桃体です。五感からの情報が扁桃体への入出力について、川村光毅慶応義塾大学名誉教授執筆の、後記の「臨床精神医学」に掲載されていた論文に出合いました。かなり学術的な論文なので、**扁桃体への入力（系）**と**扁桃体からの出力（系）**を原文のまま引用させていただきます。一部、改変、省略しておりますが、ご容赦いただきます。

扁桃体への入力（系）

扁桃体には、嗅覚、味覚、内臓感覚、聴覚、視覚、体性感覚などあらゆる種類の刺激が嗅球や脳幹から直接的に、そして視床核（視覚、聴覚などの特殊核近傍ニューロン野）を介して間接的に入力される。その他に、大脳皮質内で処理された情報および海馬からの情報が扁桃体に入ってくる（因みに、これらの領域間の情報の流れは両方向性である）。この後者の入力は梨状前皮質、嗅内野、海馬傍回近傍、帯状回、側頭葉、前頭前野から扁桃体の基底外側核に至るもので、前者の皮質下からの入力に比べて時間的に遅れてより適正かつ精緻な情報が扁桃体に入力される。これら2種類の粗と精、または「低位」と「高位」の経路を通過した情報が扁桃体で出合う。そこでは、環境に対して瞬間的、反射的に反応した生得的な生体反応は、皮質レベルで認知された「高次」の情報に基づいて、益（報酬性）か害（嫌悪性）であるかが環境適応的に判断され修正される。同時に海馬は新皮質の認知情報を受ける前に情動的情報を含んだ扁桃体からの入力を受ける。この海馬・扁桃体の関係は相補的である。

なお、モノアミン系の扁桃体への入力として、①**ドーパミン系**：黒緻密部（A9神経系）および腹側被蓋野（A10神経系）から起こる中脳辺縁皮質系の一部が、②**セロトニン系**：中脳背側縫線核（B7神経系）および正中縫線核（B8神経系）から起こる上行性セロトニン束の一部が、③**ノルエピネフリン（ノルアドレナリン）系**：青斑核（A6神経系）から、④**コリン系**：マイネルト基底核（Ch4＝無名質―基底核複合体）からの入力が扁桃体に送られてくる。

扁桃体からの出力（系）

扁桃体からの出力には、①扁桃体の中心核から起こり尾状核と視床の境界部に沿って背後部から前腹方へと走って中隔核、視床下部（前核、腹内側核、弓状核）、内側視索前核などへ終止する分界条という**神経線維束**、②主として基底外側核を出て内側に走り側坐核や外側視床下部から内側部にかけて分散状に分布する腹側投射系と呼ばれる**投射路**、③広範囲の大脳領域へ終わる**皮質投射**、の3つがある。特に側頭野、梨状葉皮質、前部帯状回、眼窩面皮質との結びつきは強い。側頭葉については、扁桃体の内側基底核は側頭葉の腹側域とのみ、外側核は側頭葉全体と各々結びついている。

川村光毅、扁桃体の構成と機能、臨床精神医学 36（2007）817-828から引用

生理学研究所の定藤規弘教授らの研究グループ（2016年）は、吻側前部帯状回は、感情に関係していることについて、磁気共鳴装置（MRI）を用いて、**幸せ**に関する脳領域を構造面、機能面から調べています。**幸せ**には二つの側面があり、一つは「自分は幸せである」という比較的長期にわたる安定して認知される「幸福度」と、もう一つは好きなものが得られた時など経験する幸せな気持ち「幸せ感情」とがあります。前者では内側前頭前野の1領域である吻側前部帯状回の体積が大きく、後者では吻側前部帯状回が活性化（脳血流）することが分かったようです。因みに、吻側前部帯状回は、大脳新皮質の内側にあり、脳梁の辺縁に位置し、前部帯状回の最も前方に位置する脳領域を指します。ここは従来からポジティブ感情に関連していると考えられて

います。

五感健康の中で、最も重要なことは、五感から脳への快適な刺激で脳血流を高め、活性化させることです。そのためには、脳内での快感ホルモンであるドーパミンの流れが重要です。**心地よい情動**は、脳内で快情動を生みます。いわゆる**報酬系**と呼ばれる脳内システムが関与しています。このシステムには**扁桃体システム**と**側坐核システム**とがあります。

一つの流れは、視床から扁桃体を経由して前頭前野に向かうもので、直接、**扁桃体**に入力しました情報は、美しいか美しくないか、良い響きか不快か、良い匂いか悪臭か、美味しいか不味いか、感触がいいか悪いか、など、好い・悪いの評価を受けて、**海馬**に記憶として蓄積されます。扁桃体で評価を受けてから**大脳新皮質**、特に**眼窩前頭前野**に流れます。扁桃体から側坐核にも流れます。また、扁桃体から視床下部に伝達されますと、自律神経の反応を高め、ホルモンの分泌に関与します。

二つ目の流れ、**側坐核システム**は、報酬系で快情動が生まれますと、その刺激が**腹側被蓋野（A10神経系の起点）**に入ります。ここから二つのルートに分かれ、一つは

中脳辺縁系で側坐核、海馬、扁桃体への経路で、まず、腹側被蓋野からのドーパミンで側坐核の活動が活発になります。食事やセックスなどの多彩な報酬や音楽などもA10神経系の活性化に関連しているようです。もう一つのルートは**中脳皮質系**で、前頭前野への経路です。ドーパミン作動で前頭前野が活性化して、精神活動の高揚や創造性に働きますが、眼窩前頭前野では五感からの情報を収斂《しゅうれん》して報酬系を活性化させます。ここのドーパミン不足がありますと、抑うつ症状や薬物の禁断症状を生むようです。

側坐核から快感ホルモンが視床下部に伝達しますと、視床下部にあります摂食行動、性行動、睡眠などの**本能行動**の中枢が働きます。それらの本能行動を満たそうとすれば、視床下部から副腎皮質刺激ホルモン放出因子が分泌され、下垂体前葉から副腎皮質刺激ホルモン（ＡＣＴＨ）、βエンドルフィンが放出されます。

以下、五感、それぞれの脳内回路につきましては、拙著『五感健康法のすすめ』から大部分、引用しています。

2. 美しさ（視覚）の脳内回路

私たち人の情報取得の大半は**視覚**によるもので、その情報処理には脳作業の87％が使われています。花見、紅葉狩り、森林浴、人為的な祭礼やイベントなどでの衣装・装飾、また、歌舞伎観劇、宝塚歌劇観劇、舞踊発表会鑑賞など、さまざまな所、ものから感動するような「美しさ」を獲得します。

少し生理学的、物理学的になりますが、外界の色、有形のものなどが、さまざまな波長をもつ光として眼底の網膜にある視細胞にあたります。網膜には錐状体《すいじょうたい》と杆状体《かんじょうたい》という視細胞があります。**錐状体**は波長の情報を受けます。400ナノメートル（紫、藍、青）から700ナノメートル（黄、橙、赤）で波長の割合を計算して色を識別します。赤の波長が多ければ赤、青の波長が多ければ青で、緑は500ナノメートルで中間的な波長です。

その波長ごとの光の強さが閾値（緑はこの閾値が最も低い・敏感）以上になっていれば、この視細胞が光の受容器ですから、その中で光から化学変化して活動電位となり、その刺激が視神経を流れます。**杆状体**は感度がよく、色は感じませんが、明暗を敏感に感じ取ります。

まず、網膜でとらえた光情報は視神経を伝わって、視床の**外側膝状体**に送られます。一部、枝分かれして中脳の**上丘**で終わり、視覚反射に関係します。目の前に何かが飛んできたときなど無意識にそれを避けようとするのは、この視覚反射の結果です。枝分かれのもう一方の情報は大脳皮質の**後頭葉の視覚中枢**に達します。ここに映った映像は写っているだけで意味づけができません。映像の情報は上下に別れ、**上の経路**、背側路、頭頂連合野の後部は「**どこか**」という**空間認知**（配置、距離、動きなど）に関係し、**下の経路**、腹側路、側頭葉連合野は「**何か**」を認識する**対象認知**（人の顔、文字など）に関係して前頭前野に達します。高次視覚野のそれぞれの箇所で分析した視覚情報を再統合して「**何が見えているか**」ということになります。「**何がどのように見えているか**」と認知することができるのは、すでに、別途、視床から扁桃体に流れ、そこで美しいか美しくないかを評価して**眼窩前頭前野**に入力されている過去の経験と照らし合わせをしているからです。今見えているものが、過去の経験と照らし合わせて、これは「赤いりんごである」、「大好きな太郎さんである」、「自分の息子である」、「ふるさとの美しい景色である」などと判断するわけです。すなわち、活動電位は後頭葉の高次視覚野にとどまるのではなく、過去の経験と照らし合わせるために前頭前野のニューロンにまで刺激が伝達され、また、後頭葉に戻っているから判断できるのです。

閾値以上の光が視細胞にあたると、モノを認識しますが、人のもつ可視光域には限度がありますので、動物には見えている光でも人間には見えない光があります。代表的なのは紫外線と赤外線です。紫と赤の波長は識別できますが、紫の波長より短い**紫外線**、また、赤より波長の長い**赤外線**を感知はしているでしょうが、色としての識別ができません。

また、ほかに濃艶な春画を見ているという刺激が大脳辺縁系に行けば性的本能をくすぐったり、視床下部へは自律神経系に影響を及ぼす刺激になったりします。「**見ていること**」を通して副交感神経優位な状態から交感神経優位な状態にしたりして、自律神経系のバランスをとっています。

大脳辺縁系・側坐核と腹側被蓋野とで快感を感ずるとすれば、自律神経系、ホルモン系、免疫系に作用し、相互にバランスよく働き、トライアングル機能を発揮し、恒常性機能を支えます。花の色、森林の緑、絵画、景観などが、その恒常性機能を支える働きをしてくれます。

3．音（聴覚）の脳内回路

音はさまざまな形で、私たちの健康に影響をもたらしています。**聴覚**刺激から大脳皮質までの経路は極めて複雑です。聴覚路にはいくつかの**神経核**（蝸牛核、上オリーブ核、外側毛帯核、下丘、内側膝状体など）の集まりがあります。（　）内の神経核ごとに周波数の応答の違いによる音の高低がありますが、その場所表示は蝸牛の段階から大脳皮質まで保たれているようです。大脳皮質に近い神経核ほど、周波数分析の応答が鋭く、**下丘**の応答周波数範囲は最も狭く、ここで周波数分析が完成されるようです。視床にある**内側膝状体**のニューロンは、純音のオン、オフ反応をし、周波数範囲は下丘より広くなっているようです。前項の「美の回路」と同様に、頭頂連合野から前頭前野に向かう**背側経路**は、**音符**（**楽譜**）が「**どこ**」に、「**どのよう**」に配置されているかの空間位置の情報を処理し、もう一つの側頭葉前部から前頭前野に向かう**腹側経路**は、**音**（**音譜の並び**、**旋律**、**音色**）の形象を認知します。音楽の場合、言葉を理解する皮質（後頭連合野）と言葉を伝える皮質（前頭連合野）があり、**音の響き**

は音楽と言語が結びついて成立するといわれています。

音（音楽健康法）の回路には、主として、①音を聴く、②歌を歌う、③楽器を演奏する、の3通りがあります。

まず、**音（音楽）を聴く**、から流れをたどりますと、音は、空気中の音波（振動）として伝わり、鼓膜、耳小骨、蝸牛に伝わり、蝸牛内の有毛感覚細胞を刺激し、**蝸牛神経（聴覚神経）**を通り、中脳の**下丘**に枝分かれしながら、視床の**内側膝状体**から一**次聴覚野**に至り、そこで音の基本的性質である音の大きさや高さ、音色などを認知します。さらに一次聴覚野から内側帯部、外側帯部に伝わり、さらに旁帯部へと流れます。この過程を通じて聴覚処理の内容が高められます。いくつかの音が融合して、**扁桃体**とも結合して**眼窩前頭前野**に達します。近年では、左外側溝周囲皮質にある**ヘッシェル回（横側頭回）**から上側頭回後部にかけての領域が音韻処理に重要な役割を持つと考えられています。その後方にある**感覚性言語野（ウエルニッケ野）**は聴覚野から多くの線維を受けています。

次に、「**歌を歌う**」と「**楽器を演奏する**」には、まず、その曲を覚えなくてはなりません。その曲を繰り返し大脳皮質で処理しているうちに、音の属性が記憶され、音楽として認知されるようになります。その音楽が大脳辺縁系の**海馬**に**短期記憶**されます。ここの短期記憶のうち、印象的なものは大脳皮質の**側頭葉**に**長期記憶**として蓄えられます。演奏には楽譜をみたとき、聴覚系に**感覚性言語野**が活動して、記号の流れを意味のある音の流れとしてとらえます。この感覚性言語野と無数に結びついた受身の情動表現は**運動性言語野**（**ブローカ野**）と結びついた能動的な情動行動と深くかかわり合って歌として歌われます。

「**楽器を演奏する**」は、形成された**内的響き**を運動エネルギーに転換します。演奏者の記憶に組み込まれた**運動パターン**から自動的に抽出される動きと組み合わせて演奏するようです。**自動的運動パターン**はあくまで補助的なもので、場所、時間、集まった人により変化するようです。

快適な音に関した活動電位は、蝸牛から聴神経を通じて、視床、一次聴覚野のルートと、視床から扁桃体、側坐核、眼窩前頭前野、中脳辺縁系（腹側被蓋野）のルートとがあります。後者がゾクッとするような**感動**（**快感**）**の回路**のようです。これは、食事や性行為、薬物使用時における**多幸感**に関連する脳内報酬系と同じといわれています。

152ページに登場いただいた川村光毅慶応義塾大学名誉教授が、モーツァルトは優れた**音楽回路**の持ち主であると記述している書き物を見たことがあります。モーツァルトの音楽回路は、幼いうちに彼の父から規則正しい音楽教育を受けて獲得されて独自性（個性）が形成されたもので、もともとだれにもあるヒト固有の遺伝子に作用してつくり上げられた機能的な神経回路のことのようです。つまりモーツァルトは幼児期のころに受けた密度の濃い音楽体験が脳内に記憶、蓄積、整理されて神に愛された天才音楽家の能力として出力（表出）されるようになったのではないかと推定されています。

音楽は、ギリシャ・ローマ時代の教養人にとって、算術、幾何学、天文学と共に四科の一つで、これらは数学的構造をもち、和音という教義のようです。人の発声器官は、音楽をつくる楽器そのもので、呼吸器系統、横隔膜、腹筋、骨盤、皮膚、粘膜など、からだ全体が外部からの感覚刺激に反応しているとのこと。これに体内を循環する液性因子が加わって初めて可塑性性質をもったダイナミズムが生まれるといわれています。これらを支配しているのは自律神経とのこと。すべての音楽家、作曲家、演奏家、歌手、指揮者はそれぞれ個性をもっていますが、その個性は、技芸といわれています。そのおおもとは、からだ全体を統御している脳（主に視床下部）にあるといわれています。

4．香り（嗅覚）の脳内回路

「**におい**」には、さまざまな解釈があります。**臭い**は「くさい」とも読むように、「ゴミの臭い」、「下水の臭い」、「大気汚染の悪臭」など不快なものが対象ですが、**匂い**は「花の匂い」、「香水の匂い」など、好ましいものが対象です。**ニオイ**とカタカナ表記すると好ましくないにおい（臭い）を表すことが多いとか。**香り**は匂いと同義語で、良いにおい、良い感じがする、美しいといった意味があります。香りには悪い意味はなく、高級な印象を与えますので、五感健康法では、香りを用います。

鼻腔内の上皮には、香り分子を受ける受容体があります。ここで、その分子によって嗅神経が興奮し微妙な電位変化を起こします。これが、嗅神経から嗅球、嗅索を経由して**扁桃体**に入ります。嗅策は扁桃体以外の周辺にもつながっています。このことが、**嗅覚**を複雑にしています。扁桃体で、香りが快か不快かを評価して、隣の**海馬**に情報を流します。

扁桃体からは、視床下部、視床、大脳皮質の嗅覚野への流れがありますが、大脳辺縁系に直結してもいます。香りは、直接的な刺激を脳に与えますので、香りで強烈な**記憶再生**を発することがあります。私には、ゆりの香りが悪いにおいになっています。岳父の告別式のとき、葬儀場の**祭壇にゆりの花**が多数飾られていました。この**花の香り**を2日間、嗅いだせいか、この香りが強烈に記憶されてしまい、その後、ゆりの匂いを嗅ぐたびに、父を思い出すと同時に、葬儀場を思い出すようになりました。私には、ゆりの匂いは、いやな臭いになっています。一方、ラベンダーの匂いは、私には癒やしとなる香りとなっています。しかし、ラベンダーの匂いは嫌いだという人もいますので、嗅覚は、過去の体験、出来事によって、大きく異なるのかもしれません。

遺伝的感性には大きな違いがありそうです。有害な**硫化水素**の臭いを0・3ppmで感知するのが通常ですが、0・0081ppmで感知する人もいますので、嗅覚は個人により大きな違いがあります。

5. 快食（味覚）への脳内回路

五感から得た、味、香り、色、形などの外観、温度、歯ごたえなどの食べ物の情報は、

味覚、**嗅覚**、**視覚**などの大脳皮質の各感覚野、さらに各皮質連合野に伝えられ、最終的には前頭前野に伝えられます。

五感から得た食べ物の情報と、血糖値など生理的な状態の情報は、**扁桃体**へ伝わります。ここで、記憶や体験など過去の情報と照合して食べなれている、安心して食べられるなどの手がかりをもとに、食べて好ましいかどうか、すなわち、美味いか不味いかを判断します。

「三つ子の魂、百まで」といわれますように、子どものときに刷り込まれた**食べ物の好き嫌い**、**味の好み**などは、大人まで続くものです。

食べ物の好みは、**扁桃体**から視床下部へと伝わります。視床下部は、扁桃体の近くにあり、**摂食中枢**、**満腹中枢**もあります。好ましい食べ物の場合は摂食中枢が刺激されます。そうすれば、食欲が増し、美味しく味わって、適量、食べることができます。すなわち、快食が成立します。**腹八分目**が快食の適量かもしれません。

『**無理なくやせる脳科学ダイエット**』（主婦の友社、2018年）の著者、久賀谷亮氏によりますと、**食欲**は食べ物への依存から生まれ、腹側被蓋野と側坐核にある**快楽中枢**の活性化によるというのです。**食欲**は、扁桃体、海馬などと回路を結んでいる**後帯状**

皮質が活性化すると増加するようです。食べ物が糖質に分解され、それが腹側被蓋野や側坐核を刺激すると、ドーパミンが分泌されて、快楽を高めるようです。久賀谷氏は、快楽中枢には、狂いやすい環境が整っているというのです。**摂食中枢**と満腹中枢のバランスが崩れやすい、例えばストレス社会では、むしゃくしゃして甘いものを食べる、すると気持ちがよくなる、これが習慣化し、もっと強い刺激を求めると依存症になるというのです。

6．よい感触（触覚）への脳内回路

皮膚感覚には、**触覚**、痛覚、圧覚、温覚、冷覚、振動覚などがあります。この他、触覚、痛覚、圧覚、温覚、冷覚などの**複合感覚**で、かゆみ、くすぐったさ、湿っぽさ、ベトベト感などがあります。皮膚面積は、成人では1・8平方メートルで、外部情報の入り口は他の感覚よりはるかに広く、そこに触、痛、圧、温、冷の感覚受容器が点在しています。

感覚受容器が刺激を受けますと、**知覚神経**（**顔は**三**叉神経**）を経由して脊髄に伝わり、そこから脳幹、間脳の視床を経由して、大脳新皮質の一**次体性感覚野**にいきます。

脊髄を上向して視床に入ってきた情報の一部は、**扁桃体**にいきます。ここで他の感覚と同様、良いか・悪いかの評価を受けます。これらの情報は**海馬**に記憶データとして蓄積されます。本章の第3節で触れましたように、触覚情報は、一次体性感覚野から頭頂連合野にある二次連合野、三次連合野（縁上回、角回）に伝わり、視覚や聴覚情報と交錯して、**眼窩前頭前野**に収斂されて、側坐核、視床下部に流れ、自律神経系に作用します。**動物介在健康法**として犬、猫を抱き、愛撫することにより、毛並みの感触の良さで、視床下部を経由し下垂体から**オキシトシン**が分泌されます。快適な感触作用は**美肌効果**もあるようです。

第4章
療法と予防法と健康法

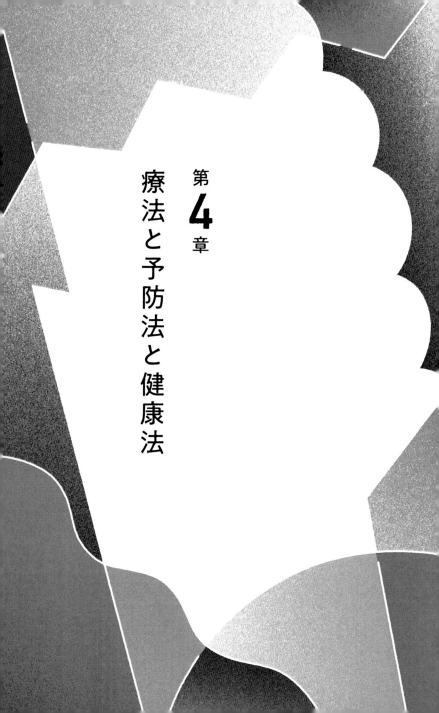

第1節　療法とは

一般には、健康法はよく使う言葉ですが、いざ保健医療福祉の場になりますと、健康法とか予防法よりも、療法とか治療という言葉を使う傾向があります。

療法とは、**病気の治し方**、治療の方法をいいます。保健医療福祉の場で、実際は健康法のはずなのに、転地療法、食事療法などと療法を用いています。対症療法という言葉もよく聞きますが、これは主要な「症状」を軽減するための治療で、自然治癒能力を高め、治癒を促進する療法ですので、療法と称しても違和感はありません。療法には、根本的な対策とは離れて、「『表面に表れた症状、状況』に対応して物事を処理すること」との意味もあります。対症療法の目的に、生活の質（ＱＯＬ）の改善、合併症の予防、体力、自然治癒力の維持、悪循環の防止などがあります。いずれにしろ対症療法の対症は、**ある病気**、**病状**に特化していますので、現在のところ、「ある病気、病状」はなく、健康である人を対象とすれば、療法は適当な用語とはいえません。かつて、岐阜県には音楽療法研究所がありましたが、一部は病気の人も対象にしていましたけれども、大部分は健康者を対象としていましたので、音楽健康（法）研究所にすべきではと、私は主張しておりました。しかし、閉所するまで音楽療法研究所でした。人々は病気の治療に関心が強く、療法という医学の関係がありそうな言葉に魅力を感じているようです。音楽療法士という有資格者が大勢いますので、今でも音楽健康法ではなく、音楽療法の方になじみがあり広く普及しています。最近、音楽健康指導士という日本音楽健康協会が認定する民間資格の人たちが登場しているようです。これなら音楽健康法と称すべきでしょう。

第2節　予防法とは

米国の医学者レベルとクラークは、病気には病気の進行を一連のスペクトラム的観点から、次の五つのカテゴリーに分けています。それぞれのカテゴリーにしたがい、予防対策を立てていくことがよいのではないかと提唱しています。

①健康増進の段階
②ある病気に特化した予防の段階
③ある病気の早期発見と認知・治療の段階
④重症化の防止、障害の制限の段階
⑤日常生活への復帰の段階

各段階は相互に変動しうるものであり、相互に有機的な連携が保たれていなくてはなりません。

ここでいう**予防**とは、①の段階から②の段階にならないように、②の段階から③の段階にならないようにというように、ある段階から次の段階にならないように**防御**、**防衛する**ことを意味しています。

①と②、すなわち、未だ病気になっていない段階での予防のことを一**次予防**といい、③と④、すなわち、ある病気を前提にして早期発見、早期治療の段階を二**次予防**といっています。

レベルとクラークは合併症の進展を予防したり、機能障害の進行を予防したりという④の重症化の予防の段階を二次予防に入れていますが、この④の段階は次の⑤と合わせて三**次予防**とすべきではないかとも考えられています。すなわち、リハビリテーションの段階です。

一次予防、二次予防、三次予防を併せて**予防医学**という概念が確立されています。一次予防のうちの②の段階は認知症、糖尿病、がん、脳血管障害、心臓病などのように特化した病気の予防法のことを指しています。それぞれの病気の原因を除去すること、それぞれの病気に対する特異的予防法を駆使することです。

感染症でいいますと、2020年に新型コロナ感染症（2類、2023年から5類）のパンデミックが起きましたが、密閉、密集、密接の3密を控えること、手洗い、うがいの励行、マスクの着用などは**一次予防**、そのうちの①健康増進、健康維持の段階となります。適切なワクチンが存在すれば、それを接種することも、一次予防ですが、その場合は、一次予防のうちの②コロナ感染症（2類）に特化した予防となります。2020年11月になり、ようやくワクチンができそうだという朗報が流れるようになりました。感染者（PCR陽性者）が発見された地域、区域、職域、校域の全員にPCR検査を行い、陽性者の早期発見、早期治療、早期対応することが二**次予防**です。

レベルとクラークがいうように、④重症化予防の段階を二次予防にする考えもありますが、③の段階で早期発見が遺漏なく行われていれば、軽症者のみならず、自ずと中等度、重症度などの患者もすべて包含されているはずですので、すべてに速やかに対処できます。しかし、③を行わず、あるいはザル状態で落ちこぼれが多い状態で、④から取りかかりますと、症状の強い患者や中等度以上の患者のみに注目して、無症候感染者、軽症感染者はもちろん、今現在、中等度、あるいは重症化予備軍の人たちを相当数、見逃すおそれがあります。その地域で、いくら中等度以上の患者を発見して治療を繰り返しても次から次に、イタチの尻尾切りのように際限なく患者の出現が続き、濃厚感染者（接触者をできるだけ広く把握すること）、無症候感染者も含めて全感染者に対しての隔離制度（健康者と接触しない）がない限り根絶ができません。感染経路が完璧に追跡できればよいのですが、それが追跡できないケースが多いと、見逃し、軽症者などの見落とし率が高まります。二次予防の③の段階には、ＰＣＲ検査が早期発見上、極めて重要ですが、これを遺漏なく行うことが肝心です。２０２１年３月から、感染症対策上、行政検査は無料になりましたが、一般にはＰＣＲの検査料が高価すぎて、検査の浸透が妨げられているようでした。この検査料の無料化施策が早急に取れなかったことが悔やまれます。結婚披露宴、会議など、人が集まるときには、全員にPCR検査をする社会的検査が第1波のときから行っておくべきだったのです。

2000年に入って、岐阜県老人福祉保健協議会に「老人保健事業の見直しに関する検討会」が設置されました。2005年以降の保健事業では、従来の生活習慣病予防に加えて、介護予防対策を事業の柱に位置づけています。

介護予防における一次予防は、要介護状態になることを予防すること、二次予防は、生活機能低下者の早期発見・早期対応、三次予防は、要介護状態の改善・重症化（寝たきり）の予防と考えられます **介護予防の一次予防**には生活習慣病予防でいう二次予防および三次予防の中間までが含まれています。すなわち生活習慣病が早期よりも中等度以上に進行していて、生活機能の低下の兆しがあるあたりまでを、介護予防の一次予防としています。先に述べましたように、一次予防は、レベルとクラークのいう予防医学の五つのカテゴリーのうち、①と②のことです。しかし、それを介護予防でいう一次予防に当てはめてみますと予防医学でのカテゴリーでいえば、①と②と

③、場合によっては④も加えたものになりますので、予防医学（生活習慣病予防）の一次予防と介護予防の一次予防とは、概念が全く異なります。注意しなくてはなりません。例えば、認知症予防となりますと、生活習慣病での一次予防、すなわち①と②の段階に該当しますが、寝たきり予防ということになりますと、生活習慣病での二次予防、すなわち、③と④も加えた段階になります。しかし、介護予防でいえば、いずれも一次予防になります。**介護予防での二次予防**とは、すでに症状をもっていて、生活機能の低下もみられる患者を対象とした予防活動になります。**介護予防の三次予防**では、ある病気をもっており「寝たり起きたり」の繰り返しの段階から**寝たきり**になりかかった段階を発見し、その対応に取りかかる段階をいいます。

予防法は、感染症、認知症、寝たきり、生活習慣病、メンタルヘルス不全などと病気を特化しての働きかけをいいます。五感を頭につけるとすれば、予防法では適切ではありません。**五感**は、病名、病状ではなく、五感からのとか、**五感を通して**などというように外部からの情報の入り口だからです。

第3節　健康法とは

健康法は、繰り返しになりますが、健康を保つことを目的として日常的に行われる行為や方法のことです。**養生**ともいいます。ラジオ体操の類い、自分で行うマッサージの類い、食事の管理、控えめな飲酒・飲食の類い、呼吸法、瞑想、生活習慣一般など、すべてが健康法です。

第2章第5節で、貝原益軒が『養生訓』の中で、彼自身が健康法と見なして実践してきたことを述べました。

1974年、カナダから、「健康は、それまで欧米で想定されがちでありました生物医学的な要素よりも、むしろ**環境的な要因**や**個人の行動**そして**生活様式**が重要な要素である」という報告がありました。**環境要因**では、本書でいいます**五感健康法**が代表的ではないでしょうか。日本でも**健康づくり**の重要性が認識されるようになり、1985年、当時の厚生省が「健康づくりのための食生活指針」を作成しています。続いて2004年には、「**食事と運動、健康**についての指針」を提唱しています。さらに2006年には、厚生省と労働省が合体した厚生労働省が、生活習慣病予防のため、「**健康づくりのための運動指針**」を策定しています。

健康づくりのための健康法とは何でしょうか。カナダからの報告、厚労省からの指針にありますように、**食事**（**栄養**）、**運動**、**休養**が一般的健康法のようです。健康法は、現存するもの、既知のものでも数えきれないほどあります。それをどのように実行するかが大切です。

健康法としては、以下のように数多くあります。

①**身体運動：**ウォーキング（散歩、犬を連れての散歩など）、ジョギング、ラジオ体操、スイミング、太極拳、合気道、柔道、素振り、フォークダンス、踊りなど

②**皮膚刺激：**乾布摩擦、冷水摩擦、青竹など足ふみ、セルフ・リフレクソロジー、セルフ・マッサージ、爪もみ、日光浴、呼吸法（腹式呼吸）、瞑想、ヨーガ、座禅、マインドフルネス、入浴（温泉、健康ランド、銭湯）、ぶら下がり

③**嗅覚刺激：アーユルヴェーダ、アロマテラピー**
④**食事：栄養管理（食事回数、量、カロリー、栄養価）、断食、断酒、禁煙など**

これらは、**趣味娯楽**、**民間療法**の類いばかりです。すべてが五感健康法といっても過言ではありません。

健康法は、特定の病気を予防するのではなく、いまある健康状態を保つということですので、科学的に何かエビデンスを得るのは難しいです。特定の病気の治療に用いられている技法であれば、すでに科学的にエビデンスを得ているので、それを健康な人に適応しても何ら問題はありません。むしろ健康者には健康増進に役立つはずです。例えば、高血圧症とか糖尿病に有効との温泉療法を健康な人に適応しても害にはならず、むしろだれもが日常的に利用していますから健康増進になります。ならば健康な人には**温泉療法**とはいわず、**温泉健康法**と呼称すべきです。前節でも述べましたように、精神障害者には音楽療法が有効ということで**音楽療法**という言葉が使われていますが、健康者を対象とするには音楽療法ではなく**音楽健康法**というべきではないでしょうか。

第5章

五感健康あれこれ

第1節　老人障害予防センター開設記念シンポから

1．開設記念シンポジウム

2001年10月に、飛騨市古川町に財団法人岐阜県健康長寿財団老人障害予防センターが設置されることになりました。センター開設に先立って、10月4日、「岐阜県老人障害予防シンポジウム」が古川町総合会館で開催されました。浜松医療センターの金子満雄先生の基調講演「長寿をカクシャクと生きるには～痴呆は心の生活習慣病～」に続いて、「老人障害は**五感健康法**で予防できるか」のパネルディスカッションが行われました。

パネリストには、カラーアナリストの桶村久美子さん、岐阜県音楽療法士の藤澤玲子さん、国際植物療法協会指導員の堀木巳代子さん、岐阜県飛騨地域保健所益田センター管理栄養士の幅節子さん、岐阜大学医学部東洋医学講座講師（当時）の赤尾清剛さんの5人が依頼されました。それぞれの方には、**色彩**、**音楽**、**芳香**、**薬膳**、**鍼灸**の専門的立場で、老人障害、なかんずく認知症の予防に有効であるかどうかの知見と持論を開陳していただくことにしました。

私は老人障害予防センター所長の立場で、そのシンポジウムのコーディネーター役を務めました。私は、２０００年、岐阜大学を停年退官して、当時、労働福祉事業団岐阜産業保健推進センターの所長を拝命しておりました。翌２００１年４月（都合で10月設置となりましたが）、新しく設置される老人障害予防センターの所長にと懇願されました。公務員に準じた財団職員になったばかりでしたので兼任はできず、辞退しておりました。とにかく「月1日の勤務でもよいのですが」と重ねて懇願され、月1日、有給休暇を消化して、無給、旅費のみの所長兼務ではいかがかと、事業団本部と交渉しました結果、許可を得ましたので、同年6月に所長の辞令をいただきました。

蛇足ですが、同年9月3日夜、私は心房細動起因の脳塞栓で倒れ、その後3週間ほど入院治療を受けましたので、シンポジウムでは、後遺症ではないようでしたが、声が出しにくくてシンポジウムの進行には随分苦労しました。

シンポジストの皆さんは、それぞれの専門家として認知症患者に接していましたので、それぞれの**療法**を施した体験が語られました。次いで、その療法が、対象が患者でなく、健康な人たちに、認知症予防のための**健康法**（**脳血流を向上させる**）として推奨できるかどうかについても話していただきました。すなわち、**色彩健康法**、**音楽健康法**、**芳香健康法**、薬膳**食健康法**、東洋医学（**健康鍼灸マッサージ**）が成立するかどうかについての見解を吐露していただいたのです。療法なら医学的にエビデンスを得ていますが、健康法では療法に用いられている技法の模倣ですから、エビデンスは得られておりません。

2. 老人障害予防センターと五感健康法推進員

岐阜県老人障害予防センター（2006年に閉所）は診療部門をもっておりませんでした。あくまでも認知症や寝たきりを予防するために活動する施設でしたので、その予防方法、むしろ**脳の活性化**の方法を見出し、それを市町村に普及啓発していく役割を果たすことでした。先のシンポジウムで示されたことを基本に、すでに確立されている**五感療法**（**芸術療法**）を、健康または半健康の人たちに当てはめた**五感健康法**を、啓蒙、普及することになりました。すなわち、**視覚健康法**（色彩または絵画健康法）、**聴覚健康法**（音楽健康法）、**嗅覚健康法**（芳香健康法）、**味覚健康法**（食健康法）、**触覚健康法**（鍼灸マッサージ健康法、動物介在健康法、温泉健康法など）、レクリエーションゲームなどです。2日間にわたり、それぞれの専門家による講話、実技実習の研修会を開催して、全課程を受講した方々には、知事から**五感健康法推進員**の認定書が授与されました。因みに、すべての受講者は市町村長の推薦を受けた方々でした。なお、当時は、第2章第4節1で記述しましたように五感健康法と一括する見解になっておりませんでしたので、視覚、聴覚、嗅覚、味覚、触覚を個別に講習され、総括して、**五感健康法**と呼称しておりました。健康法としましては前記のように五感をそれぞれ分けて講話、実技実習を設定してきました。

この**五感健康法推進員**の方々には、第1に**家庭や近隣の方々**が認知症や寝たきりなどの老人障害になることなく、いつまでも明るく健やかで生きがいのある生活を送っていただくように、それぞれの好み（得意）の五感健康法を実践していただき、第2には、**市町村**で行っている老人障害予防活動に参画して、さまざまな五感健康法の実践と普及を踏まえて**地域づくり**にご尽力いただくようにお願いしてきました。

私は、第1の目的にまい進していただく推進員の方々は、最澄（伝教大師）の言葉、**照干一隅**に通ずる実践者、布教者とみなしています。「照干一隅」は**照千一隅**の誤りではないかという説がありますように、最澄は「一隅を守りながら、千里（国全体）の広い範囲を照らす、この人材こそが私（最澄）の宝」と述べておられます。

推進員の方々を、家族や近隣の小さなところから、やがて範囲を広げて五感健康法という光を地域全体に当てる役割を担っていただくボランティアと位置づけていました。ひいては第2の目的であります地域づくりに、五感健康法を用いながら一役買っていただきたいと願っていました。市町村長の推薦で、五感健康法推進員養成講座を受講していただいているわけですからなおさらです。また、保健活動ですので市町村の保健師とよく連携を取りながら活動していただきたいと願っていました。現在も市町村で活躍されていることと思います。5年間で約1000人の五感健康法推進員を養成してきました。

第2節　日常的・非日常的な五感健康法

精神疾患の患者などへのリハビリテーションとして行われているのは、**絵画療法、**

音楽療法、**芳香療法**、**食療法**、**温泉療法**、**動物介在療法**、**作業療法**、**園芸療法**、**運動療法**などで、これらの療法を総括しますと、**芸術療法**、もしくは**五感療法と呼称されます**。これらはメンタルヘルス不全回復に実際に用いられているようです。この五感療法を健康者に当てはめてみますと、**五感健康法**と称することができます。

五感健康法といいますと何か新しい粋な療法のように映るかもしれません。もともと健康法は民間療法的な考えが強いため、五感健康法はそのように誤解されているかもしれません。一般には、さまざまな健康法が病者を含めて施行されますので療法という表現が優先され、健康者を対象とした**予防**活動、**健康法**という表現には関心がうすいのが、わが国の風潮のようです。

五感健康法は、楽しさ、安らぎ、リラックスといった要素を多分にもった保健行動です。**健康レクリエーション**というものがあります。後にも述べますが、これはレクリエーションに**健康**を冠につけたもので、手技はレクリエーションが主体です。これは五感健康法そのものです。

レクリエーションとは**遊び**ともいわれますが、その遊びにも健康法としての価値があります。レクリエーションをしていると、自然に顔つきが変わり、笑いがこぼれ、表情が穏やかになり、生き生きとしてきます。気持ちが安らぎ、人との接し方もやさしくなってきます。レクリェーションのノウハウを十分に活用して、五感健康法を実践することがお勧めです。ラジオ体操、洗面や入浴など日常の生活習慣行動のように五感健康法ができれば、自ずと気分が高揚し、心身ともにリフレッシュしてきます。

五感健康法は、**1日5～10分**行う程度で十分です。起床後5分間、あるいは就寝前10分間、働いている場合は職場の昼休みに5分間といったように、時間がとれるときに規則正しく励行することです。

五感健康法は一人で行うのもよいのですが、それよりも、5～6人のグループで行うほうがコミュニケーションを高め、競争心もあおり、楽しい健康法になります。グルーピングが可能なら、集まりやすい時間帯を決めて、毎日であれば10分間程度、週1～2回であれば30分間ほど、効率よく健康法を実践することです。**輪番制でリーダー**を決めて行うのがよいでしょう。

以上は、**日常的五感健康法**のことですが、年1回、あるいは数年に1回しかできないことがあります。例えば歌舞伎観劇、宝塚観劇、音楽演奏会鑑賞、旅行などです。これらが五感を心地よく刺激すれば、**非日常的五感健康法**と称することができます。

この場合は、台詞、歌、踊り、近場での散策など、日常的にできるようにアレンジすれば、日常的五感健康法になりませんか。

1. 拙著『日常的・非日常的な五感健康法』から

五感健康法について啓蒙普及に努めている折に、いろいろな方から「このようなものも五感健康法になるのでは」と、次々提案されましたので、それらを取り上げて、本項のタイトルのような出版物（岐阜新聞社、2005年）を発行致しました。この出版物では、「日常的な五感健康法あれこれ」と「非日常的な健康法から日常的に応用して」できる五感健康法との2章に分けて記載しています。先の拙著『1971年以降の……』ではタイトルだけの記載でしたが、この補遺版では簡単に解説を加えることにしました。

(1) 日常的な五感健康法あれこれ

毎日、化粧で美しく

人は男女を問わず、常に美しくありたい、すなわち、きれいな、華やかな色の服を着たい、顔の手入れをしたい、特に女性はきれいに化粧したいという願望があるものです。

東京青梅市の青梅慶友病院の大塚宣夫理事長の講演から得た健康法：ファイザーヘルスリサーチ財団評議員会（休憩時間）でも講演と同じことを個人的に伺っています。

入院中の認知症患者には毎朝、パジャマから普段着に着替えてもらい、化粧をしてもらいます。寝たきりの患者も座らせて化粧をしてもらいます。化粧で皆生き生きしてくるようです。寝たきりの患者でも起き上がって化粧することがあるそうです。女性にとって化粧は大切な日常生活の一つで、立派な健康法、**化粧健康法**になります。

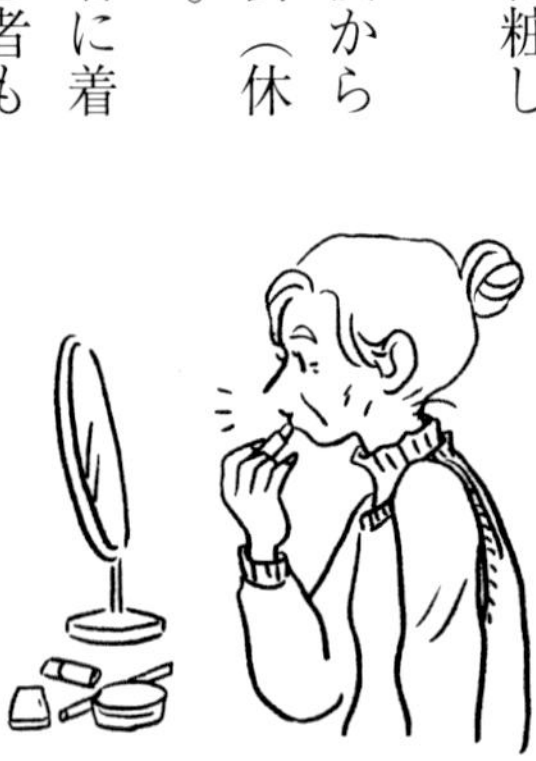

テレビの楽しみ方

テレビは視聴からの貴重な情報源です。田舎で雑貨店を開き、近所の友人と交流のあった、私の実母（当時93歳）から得た健康法：たまたま実家を訪ねた日、「日ごろ楽しみにしているテレビ番組で、何を見ているのか」の問いに、「ニュースと水戸黄門、または暴れん坊将軍」との答え。理由は、ニュースは時代に遅れないように話題づくりになる（世間話のネタ探し）、水戸黄門も吉宗も名を明かさないうちに、悪行を暴き、最後は名を明かし、皆をひれ伏させるハッピーエンドなドラマなので、痛快、一話完結型なので満足、幸福感がある、とのことでした。残念ながら、母はその日の深夜に脳出血（ＰＰＫ＝ピンピンコロリ）で他界しました。

なじみのテーマソングで歌体操

岐阜県丹生川村老人クラブ（当時）から得た健康法：テレビでおなじみ（高齢者に人気のある）の水戸黄門のテーマソングで、独自に創作した歌体操をしていますが、これは高齢者には適度なリズムで軽やかに体を動かせ、また笑いを誘うようで楽しいようです。**視聴健康法**、**歌体操**です。

色はからだにどんな作用をするのか

カラーコーディネータの船橋あつこさんの講演から得た健康法：チャクラは車輪、オーラ、力の中心だそうです。赤から紫までの**七つのチャクラ**がありますが、赤は、交感神経を刺激し、脈拍、呼吸、血圧を上昇させ、青は、副交感神経を刺激し、脈拍、呼吸、血圧、体熱、神経の高ぶりを鎮静させる効果があるようです。色つきのスカーフを用いて解説してくれました。チャクラにないピンク色は、自律神経、下垂体、松果体を刺激し、内分泌を活性化、若返り作用があるようです。**色彩健康法**です。カラーセラピーにつきましては本章第4節2で触れるつもりです。

市販のマンダラ塗り絵にマンダラ模様に好きな色を塗っていく作業があります。**心とからだ**が知らず知らず癒やされます。これはリラックス効果があり、集中力を高めたり、脳の活性化にもなるようです。自分の心地よい色、好きな色を使って心のおもむくまま自由に色を塗ればよいのです。市販でなく、マンダラ塗り絵の下絵を自分でコンパスで創作して色塗りしてもよいでしょう。

石に絵が描けるのか

ストーン・ペインティング作家阿部いづみさんから得た健康法：河原で収集した、いろいろな石の形から、動物、昆虫、果物、野菜などが連想されれば、それを完成させるように色づけして、置物を作り上げるまでをストーン・ペインティングといいます。**絵画健康法**、**色彩健康法**になります。これには創造力、筆づかい、企画、絵心、美意識などが関連するようです。石を取り扱いますので、よい運動にもなるとのことです。

和食は色彩食の代表

食材5色バランス健康法といわれるものがあります。例えば、**赤**（塩鮭）、**黒**（海苔）、**白**（米飯）、**黄**（卵焼き）、**緑**（野菜）の5色。他に、赤（たんぱく質＝魚、肉、豆類、卵、乳・乳製品など）、黄（ぶどう糖＝穀類、砂糖、イモ類など）、緑（抗酸化効果＝野菜、海藻、きのこなど）の**3色バランス食**を提唱している人もいます。これらは、いわゆる**色彩食健康法**です。

黒い食べ物ってからだにいいの

黒色の食材には、アントシアニンのような**抗酸化物質**、**食物繊維**、ビタミン、ミネラルなど健康によいものが多く、これをブラック・フードといっています。健脳食品、健康食品ともいわれています。ブレイン・フード、ヘルシー・フードです。ウナギをトップに、ドジョウ、シジミ、コイ、ナマズ、イカ墨、ホタルイカ、黒牛、黒豚、黒米、ゴボウ、黒豆、黒ゴマ、黒酢、ひじき、のりなどがあります。**黒色の食材健康法**です。

噛むのに一番よいのは「ごはん」

ごはんは噛むことで味覚、嗅覚を刺激し、結果として脳を活性化させるので、脳内ホルモンの分泌も盛んになり、ドーパミン、ノルアドレナリンなど思考力、集中力を高めるホルモンも分泌されます。**ごはん**はよく噛むことが必要です。咀嚼健康法です。

先の「五感健康の力」を通読していただき、全般にわたりコメントしていただいた書簡を金城俊夫岐阜大学元学長から頂戴しました。その中に、先生自身が幼少時から「よく噛むこと」をしつけられ習慣化された記述があり、快食、快便、快眠の三大健康の一つ、**快食**のためには**咀嚼**が基本と強調されていました。

活性酸素は病魔の根源

活性酸素は血管壁を傷つけて動脈硬化をもたらしたり、遺伝子を傷つけて**がん**を発生させたり、コラーゲンを変性させて老化を促進します。この活性酸素の害を防ぐには、**抗酸化作用**のあるビタミン類、特にビタミンA、ビタミンC、ビタミンEを摂取する必要があります。**食健康法**です。

光と音の「ゆらぎ」って何？

基本となる周波数だけの基音は不快ですが、基音の整数倍になる周波数が重なり、それが増すほど、響きのよい音になります。そよ風、せせらぎの水音、鐘の音、また、光では、ろうそくの炎、ホタルの光などは、１／ｆゆらぎになっています。これらは**副交感神経刺激型の健康法**です。

般若心経を唱えて心を洗う

般若心経は宗派（浄土真宗では**正信偈**《しょうしんげ》）に関係なく、神道にも、だれにでも通じる智慧の経といわれています。これを音読すると脳の活性化になります。人間には十二因縁のうち六入の段階で、五感が芽生えますので、幼少時から家庭環境の中で**快**の感性をみがき、五感喪失を予防する一歩が般若心経を唱えることのようです。脳梗塞のリハビリに**般若心経の写経**があります。般若心経につきましては、第２章第３節で詳述しています。

浄土真宗では、般若心経を唱えません。法要などでは正信偈が**読誦**《どくじゅ》されています。それに関して、**五感健康法あれこれ**のコラムの一つに、**報恩講法要**と**正信偈**がありますので、そのコラムを掲載します。

164　報恩講法要と正信偈

10年以上前、岐阜市の尊照寺の副住職が、私の属していた大学研究室と関わり始めた直後、分家の身であった岳父の葬儀を、その副住職に依頼し、同時にその寺の檀家（門徒）に加えていただいた。以後、忙しいことを理由にすべての寺の行事に参加することなく年を重ねてきた。

◇

ここ2年ほど報恩講法要のご案内に応じ、参加させていただいている。報恩講は浄土真宗でもっとも主要な法要といわれている。宗祖親鸞聖人のご恩徳に報いる法要だからである。午前に読経、法話、昼にお斎、午後に読経、法話という行事。午前、午後とも1回ずつ**正信偈**が**読誦**される。法話は、急遽代講で和歌山の住職がされた。芝居気たっぷりのユーモアある話術で、終始笑いが絶えなかった。

◇

正信偈は親鸞聖人の著書「教行信証」の行巻の中にある讃歌。正信偈は浄土真宗の根本聖教である教行信証を、1行7字で120行、全部で840字に圧縮されている偈頌《げじゅ》（仏教の真理を詩の形で述べられたもの）とか。住職の調声に合わせて30分ほどかかる長い偈文である。うまく読誦できれば健康呼吸法となるのではなかろうか。一種の五感健康法といえるようだ。

（2010年12月3日）

拙著『五感健康法あれこれⅠ』から引用

笑いは福の神になる

笑いは、ストレス解消、免疫力アップ、自然治癒力のアップをもたらすといわれています。「**笑う門**には福（健康）きたる」の**笑い健康法**があります。

当時東海学院大学心理学科助教であった福島裕人氏から得た健康法：**ラフター**（笑

い）ヨガがうつ予防になるというので、彼から、その原理を伺い、拙著『五感健康法あれこれⅠ』に掲載しましたコラムがありますので、その全文を再掲します。

210 ラフター（笑い）ヨガ

ラフター（笑い）ヨガはインドで開発されたようで、我が国では日本在住のアメリカ人とカナダ人で創設され、無宗教、非営利のクラブとして広まったようである。医療、介護福祉、企業や団体にも広がり、予防医学やストレス解消など、うつ病予防、自殺予防などにも取り入れられているらしい。

◇

私たちは、メンタルヘルス対策に五感健康法を推奨してきたが、その一つに呼吸法がある。従来のヨガの呼吸法に笑いを取り入れ、年齢、性別、障害の有無に関係なく、笑いの体操を笑いの健康法として普及啓発している団体があるとのこと。３・11大震災のような不慮の大災害が起きた今年、笑いヨガで大災害の憂さを吹き飛ばして新年を迎えたいものである。

◇

来る2月16日、「職場におけるメンタルヘルス交流会」を長良川国際会議場で開催する予定であるが、その折、東海学院大学の福島裕人氏を講師に「ラフターヨガの効用」を講演と実技で披露してもらうつもりである。ユーモアやジョークに頼らず、笑いを一つの**エクササイズ（運動）**と解釈しグループ、または一人でも行うことができる健康法である。脳には作り笑いでも真の笑いと変わらぬ効果があるといわれている。

（2011年12月24日）

拙著『五感健康法あれこれI』から引用

福島氏がヨガといっているので、前記部分ではヨガとしました。アメリカを経由したものを**ヨガ**と発音して、**エクササイズ**を目的としているようです。中国を経由したものは**ヨーガ**と発音して**瞑想や精神統一**を目的としているようですので、本書では、エクササイズ、瞑想、両面に関わっていますので、ヨガとヨーガ両者を使い分けます。ラフター・ヨガは字のごとく、笑いとヨガ呼吸法（エクササイズ）を組み合わせたものので、**ヨガ呼吸運動**の途中、指を自分の鼻、額、片方の手・指、また、他人のからだのどこかに触れたとき、「アッハッハッハ」と高らかに空笑《から》いをする動作です。

計算と音読は脳に同じ作用をするのか

川島隆太東北大学教授提唱の、計算ドリル（**単純計算**）による**学習健康法**：単純計算が、脳への入力システムを通って、数字の意味を脳内で情報処理し脳を活性化させます。この簡単な計算をすることと新聞の社説などを音読することとは、同じ脳内システムを通りますので、同じ作用をして同じ効果が得られます。認知症予防になるようです。

私は、最近、**数独（ナンプレ＝ナンバープレース）**に凝っています。３×３のグループ（９ブロック）に区切られた９×９の正方形の枠内の81マスに、１〜９の数字を入れるパズルです。数独誌またはナンプレ誌には、９×９（81マス）には、すでに、いくつかの数字が埋まっていますが、空いてるマスに１〜９のいずれかの数字を入れます。ただし、縦・横の列に同じ数字を入れてはいけません。また、３×３（９マス）のブロック内に数字が重複しないように入れます。あらかじめマス内に入っている数字が多ければ、解答しやすいのですが、少なくばらついていると、なかなか難解です。

集中力が高められ、脳の活性化に役立ちます。私は未だ初級の段階ですが。

速く聞き読むことで脳を活性化

視覚や聴覚からの情報は**感覚性言語野**（ウエルニッケ野）に達し、そこで言語として理解され、**運動性言語野**（ブローカ野）に伝わり、記憶や認識、運動などの脳内各領域へと送られます。この一連の情報処理スピードは入力の速度に比例し、スピードが速ければ言語中枢での情報処理能力の速度も速くなります。頭の回転が速くなります。何度も同じスピードで繰り返しますと集中力が増します。脳が活性化したことになります。音の脳内回路につきましては、本書第3章第8節3で少し詳しく記述してあります。

爪もみは健康によい

これについては後にも述べますが、薬指を除いた両手8本の指先端の爪の生え際を刺激すると副交感神経が働き、リンパ球が増加し、リラックス効果を発揮し、免疫力がアップします。

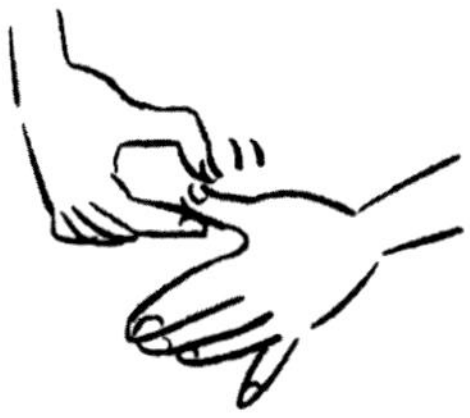

これは**触覚健康法**の一種です。

ヘラブナ釣り

ひいきの理容タケコシで店主らから耳にして強く印象に残った健康法がありましたので、岐阜新聞夕刊の夕閑帳に掲載しました。そのコラムの全文を次に再掲します。

451　ヘラブナ釣りを趣味とする夫婦

釣りは「フナに始まり、フナで終わる」といわれている。その「終わり」はヘラブナ釣りのことらしい。ヘラブナ釣りは浮（ウキ）の微妙な動き、餌には創意工夫が必要など、高度な技術を要する「腕の差」が出やすい釣りのようだ。技を競う競技の釣りでもあるとのこと。

◇

「理容タケコシ」の理容師おしどり夫婦は大のヘラブナ釣り愛好家、釣りの話題になると話が止まらない。休日には夫婦そろって、早朝から、出かけるとのこと。しばしばヘラブナ釣り大会に出場し、優勝したこともあるそうだ。店主は一時、某スポーツ新聞の釣り情報欄に連載したこともあるほどの大公望。奥さんは少女時代から釣り好きであったが、子離れしてからは店主に誘われて始めたヘラブナ釣りにすっかりはまり、今では店主を上回る腕前だとか。

◇

ヘラブナ釣りには野釣りと管理釣りとがあるそうだが、野釣りには秋神温泉、九頭竜湖、鬼岩の松野湖など自然景観、温泉など五感に快適な刺激を受ける場に出掛けるので、五感健康法になっているとのこと。最近は、海津方面の管理釣り場に出掛けているそうだ。

（2017年3月30日）

拙著『五感健康法あれこれⅢ』から引用

追記　2023年1月、理容タケコシは、店主の高齢と健康上の理由で廃業してしまいました。35年以上通った理髪店だけに閉店は非常に残念です。

（2）非日常的な健康法から日常的に応用して

花健康法は花見から

秋の稲に豊作を予祝していたころから花見は盛んであったようです。吉宗の時代から花見が奨励されたようですが、これで庶民はストレス解消になったことでしょうが、4月の満開時は一瞬の間で終わります。ですから非日常的健康法です。花見には、桜に限らず、代替として、ひまわり園、コスモス園、アジサイ園、紅葉狩り、チューリップ園などがありますので、好みの場所に出かけても花見はできます。ピンクに限らず、赤、黄、青などの色刺激でも免疫機能を高めます。いろいろな色の花から日常的に**快**を味わるために、自ら好みの花を育てたり、飾ったりしている人もいます。これが**花健康法**です。花束も一輪から本数を増やすほど脳波にα波が出たという報告がありますように、花束を抱えることも健康法になります。

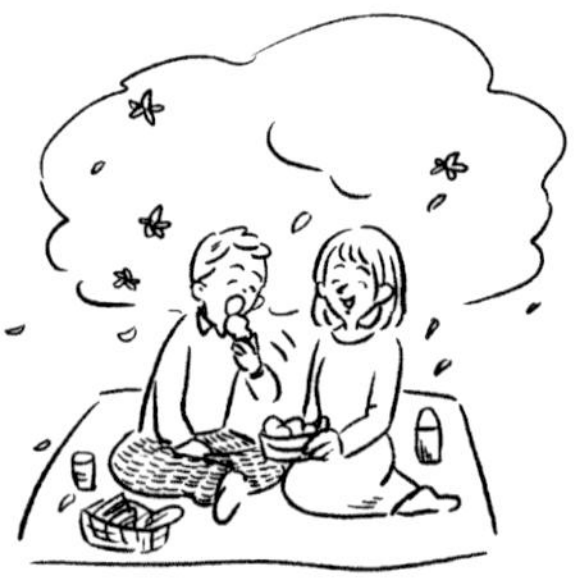

園芸は五感を刺激する

園芸は暮らしの一部として、室内や庭などで植物を育てることを楽しみ、その産物は味わう食品となり、生き物である植物の生育にかかわり、世話や手入れをすることが園芸の本質のようです。花の栽培には土づくりから種まき、芽生えから植生、開花、結実そして土に返すという循環を観察できる楽しみもあります。手広く育てるのでなく、1日10分ほど、せいぜい30分間、土にまみれて時間を過ごす程度の花づくりを心がけるのが、**日常的園芸健康法**になります。私も園芸を始めましたが、草取りで腰痛がひどくなり、園芸は断念しました。

歌舞伎を観劇して古典に感動する

歌舞伎は台詞《せりふ》、豪華な衣装、能面のような化粧、善悪を区別する隈取、リズミカルな踊りや謡が、太鼓、立鼓、小鼓、笛、三味線など和楽器のしらべの中で執り行われていますので、非日常的な雰囲気ですが、歌舞伎の声色を、声を出して読み上げる、特に、黙阿弥の**七五調の渡り台詞**、「御所五郎蔵」や「白浪五人男」などの有名な台詞を音読したり、歌舞伎十八番の代表作の録画を観賞すれば日常的な健康法になります。

袋の中の宝探しをしよう

中津川市の五感健康法推進員、桑澤満江さんから得た健康法：きれいな花柄の着物の端切れで、手作りの袋を作り、その中に、五円硬貨、五十円硬貨、百円硬貨、五百円硬貨、安全ピン、口紅、乾電池、糸巻きなど50点ほどの日常雑貨を入れておきます。参加者はその中から手探りで一つ握り、袋の中でそれに触れ、なで回し、それが何であるかを当てる、**触覚健康法**です。

これとは別に、豆腐づくりやこんにゃくづくりも実際に接して触ってみないと手法など身につかないものです。「**身体知**」が大切です。身体知とは、自分自身の「身体＝存在」への気づきを基礎として、身体を通じた自己表現、他者・外界とのコミュニケーションなど、自ら体感し考えること、のようです。これに関しての岐阜新聞夕閑帳のコラムが『五感健康法あれこれⅡ』にありますので、次に掲載します。

380　触れるアートの確かさ

ある新聞の文化欄で、「触れるアート『確かさ』追及」というタイトルが目に留まった。「触れる」ことに焦点を当てたアートやデザインが広がっているそうだ。

◇

彫刻家、片山博詞氏が、全く光の入らない暗室で、ほぼ等身大の男性像や穏やかな顔つきの女性像を自由に触り、身体の筋肉の付き方や表情を細部まで時間をかけて観賞するという作品展を開催しているとのこと。絵画鑑賞のように視覚を中心とした二次元でのアート観賞ではなく、暗闇で触る彫刻は三次元で感知する不安、恐怖、想像鑑賞する、いわば脳を活性化させるアート鑑賞といえよう。絵画では描かれない裏側はもちろん、穏やかな顔つき、衣服の微妙なしわなど視覚的には見落としがちな細部まで触れることで認知できる。三重苦があったヘレン・ケラーは指先の触覚から色を認知したそうだが、触れることで癒し効果があるようだ。アニマルテラピーが、その一例である。

◇

触覚は五感の中でも体中にセンサーが散らばっており、身体に密接に関わっている。触覚を失えば皮膚感覚や痛みを感じなくなり、生命にもかかわる。触覚は物事の「確かさ」を把握する崇高な感覚といえよう。

（2015年11月24日）

拙著『五感健康法あれこれⅡ』より引用

ペットと遊んで人の心をつかむ

動物介在活動は、動物と触れ合うことを目的とした活動で、それを受け入れる人の生活の質を向上させ、情緒的、教育的、レクリェーション的効果をもたらす活動、の健康法です。犬、猫、馬、小鳥、イルカなどは、人を癒やしてくれますが、触れ合いを通じてコミュニケーション活動ができます。動物を通して学び、人の心をつかめるようになります。身体知になっています。犬などとともに歩けば運動になり、**身体的リハビリテーション**になります。最近、次女宅では、猫を飼い始めました。私はときどき次女宅を訪ねて擬人化してなで回していますと、なかなか可愛いものです。家族全員の癒やしになっているようです。

爬虫類をペットにしているテレビを見て、一つコラムを書いていますので、以下に掲載します。

348　触覚を中心のアニマルテラピー

高齢者の一人暮らしには**動物介在健康法**が五感健康法の1つと位置づけ普及啓発されている。犬猫などの動物は訓練によっては赤ちゃんのしぐさに擬人性があり、愛らしく、思わず手を差し出したくなるものである。いわゆるペットである。表情から会話ができるようでもある。

◇

2月中旬、NHK「おはよう日本」をみていると、巨大なトカゲが放映され、それがテラピーになるとのことで目を疑った。私は爬虫類が大嫌いで、「ヘビがアニマルテラピーになると聞いただけでゾッとしてしまうほど。ブラジルサンパウロ郊外にある保育園では巨大トカゲによるアニマルテラピーが行われているとのシーンがあった。爬虫類を使ったアニマルテラピーは身近な動物からでは得られない効果があるとして注目され、子どもたちが落ち着きを取り戻したりして心の発育に良い影響をもたらすという。

◇

同時にカタツムリなどがセラピーを目的に子どもたちの教育現場で使用されているようだ。ツノを指で触り、ツノを出したり、引っ込めることを感じることで、子どもたちには心の発達に良い影響を与えるとか。

（2015年3月28日）

拙著『五感健康法あれこれⅡ』より引用

踊り・ダンスでからだを動かす

踊り、ダンスなどで意図的な動作として発展させますと、動くことの心地よさ、からだと心のつながり、創造や表現の楽しさ、さらには創り表したものを人々と共有する楽しさを体験できます。集団ではフォークダンスが快適な健康法になります。

郡上踊りに関して、岐阜新聞の夕閑帳に載せましたコラムの全文を以下に再掲します。

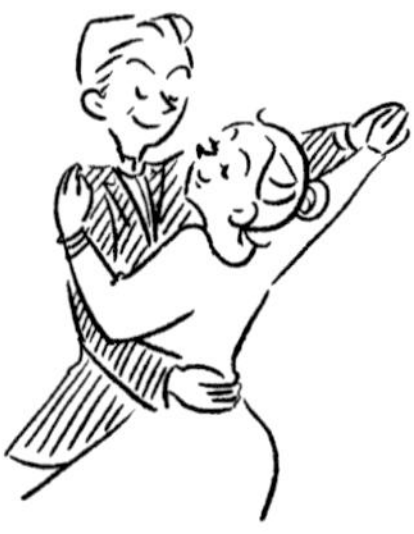

493 **踊りと五感健康法**

岐阜県医師会の産業医研修会で五感健康法の講話をしたとき、郡上市の八幡病院の坂本由之院長が「郡上踊りも五感健康法では」と発言された。以来、意を強くして**郡上踊り**を五感健康法の一つとして紹介している。

◇

真夏の夜、髪をなでる夜風、夜空に浮かぶ月明り、「郡上のナアー」の唄声、三味・太鼓・笛の音、吉田川からの瀬音、ゆれる提灯、力量感のある踊りで汗まみれの男性の浴衣姿、しなやかで、美しい女性の浴衣姿、うなじの上がった後ろ姿、ほのかに漂う化粧のにおい、踊りの揃いの手拍子、清涼感のあるシャンシャンの下駄の音など、リズムに合わせて下駄からの足裏刺激、触覚刺激による運動が加わり、まさに典型的五感健康法といえるのでは。

◇

五感健康法には、郡上踊りに限らず、白鳥踊り、阿波踊り、高知よさこい踊り、その他地域の盆踊り、若者たちの「よさこいソーラン踊り」など、さらには日本舞踊、能楽、歌舞伎踊りなどが含まれる。健康のためには「みるあほう」「踊らにゃ損そん」である。

（2017年11月25日）
拙著『五感健康法あれこれⅢ』から引用

毎日、動く球を追う

スポーツの中にはさまざまな球技があります。野球、テニス、サッカー、バレーボール、バスケットボール、卓球、ホッケー、ラグビーなどです。用いるボールの大きさは大小さまざまですが、中でも卓球のボールは最も小さく、セルロイド製のものです。ラケットでボールを打ち合って得点を競います。球技はバット、ラケットなどでボールを打ち返すものから、サッカーのように足で蹴る競技、バレーボールやバスケット、ラグビーのように手でボールを持ち、投げる、打つ競技もあります。**動くボールを打つ、投げる、受ける**ということには大脳皮質、小脳での情報の流れは複

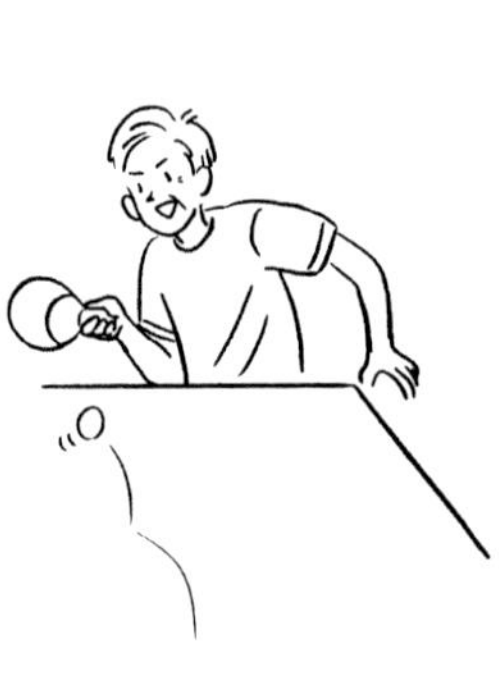

雑で、脳全体の活性化につながる健康法です。卓球の効用につきましては、後にも詳しく触れます。

旅三昧で心身にリッチ感を

旅行には、それぞれの地域で温泉巡りの旅、神社仏閣を巡る旅、もみじを愛でる旅、川をさかのぼる旅、外国への旅などさまざまな旅があります。旅は目的地を決める、予算に合うホテルを決める、交通手段を決めるなどの計画を立てることで脳は活性化します。旅をしますと、特に海外旅行では、金銭感覚がマヒして金遣いが荒くなり、リッチ感が生じます。国内の観光地でも土産物を爆買いしがちですが、空港の免税店ではさらにそれが激しくなります。非日常的な心理が働きます。日常的には、無銭で隣村の温泉に出かける、町内の森を散歩して、心身を**リフレッシュする健康法**に切り替えます。

お伊勢参りをヒントに森を散歩する

大学を停年後、年1回、お伊勢参りをするようになりました。神宮の森に入りますと、緑色が目に優しく気持ちを落ち着かせてくれます。マイナスイオンやフィトンチッドが降りかかり副交感神経に作用しているように感じます。鳥のさえずりも聞こえます。木漏れ日を受けて、砂利道で歩を進めますと、**森林浴**のように体感できます。

犬を連れて、近所の森林に入りますと日常的健康法になります。

民宿を変身して高齢者グループリビングに

私の弟が、営業不振になった民宿を孤独な高齢者への**憩いの宿**として提供したいと提案してきました。死後は大学に献体して系統解剖に身をささげる人たちの会（例えば藤田保健衛生大学の不老会）の会員から希望を募り、集まった入居者（旧民宿の宿泊者など）が近所の休耕畑を借用して一坪農園で野菜や花を作ってもらう、それを共同で調理したり、飾ったりする。近所の観光地を小旅行する。何よりも共通の話題で昔を回想してもらうことが大切です。このような素朴なユートピア創生の提案でしたが、その弟が他界し、不老会会員であり大学に献体しましたので、その夢は消えました。空き家になったままです。

健康レクリエーションは五感健康法のこと

本節の冒頭に健康レクリエーションのことを記しましたが、アメリカにはセラピューティック（治療的）・レクリエーションというものがありますが、岐阜県では、それを健康に変更しました。治療的レクリエーションの目的は、積極的に健康に貢献する、病気の予防に貢献する、病気の治療に役立てる、身体的、感情的、社会的、知的な可能性を発達させるのに役立てる、と欲張っています。このうち病気の治療に役立てることを除いて、**健康レクリエーション**に変更したわけです。これは五感健康法と全く同じ概念で、多種多様なレクリエーション活動、すなわちゲーム、ダンス、ソングに限らず各種スポーツ種目、フィットネス、リラクゼーション、音楽、美術鑑賞、観劇、美術工芸など生活に密着した活動のことです。

もの忘れ専門デイケア「分教場二十四の瞳」とは

当時、岐阜県老人障害予防センターの運営協議会の委員であって、精神科医、もの忘れ専門デイケア「分教場二十四の瞳」の設置者、平林幹司医師から得た精神心理療法をアレンジした健康法：岬の分教場として知られる田浦尋常小学校「分教場二十四の瞳」を再現して、**音楽療法、回想法**（学童時代の運動会再現）、**五感刺激療法、芸術療法**（図工、塗り絵、押し花＝コラージュ、かるた作り、紙芝居作りなど）といった心理療法、「読み・書き・そろばん」による**学習療法**を進めてこられました。

彼からの助言：前記のことを健康者用に音楽健康法、回想法、五感健康法、芸術健康法、学習健康法にすれば五感健康法そのものになるとのこと。

宝塚観劇で目と耳にトキメキを

宝塚歌劇観賞から得た健康法：切れのよいテンポの歌、色鮮やかな衣装、格好よく踊る様、迫力のある台詞など。華やかな劇場で聞いた音、スターの歌い踊っていたときの音から、日常的にＣＤの音、録画の音と徐々に同一化させれば日常的になります。

太極拳で姿勢と息を整える

太極拳指導者、高木なをみさんから得た健康法：少林寺でトラやヘビなどを参考にして五拳が編み出され、こ

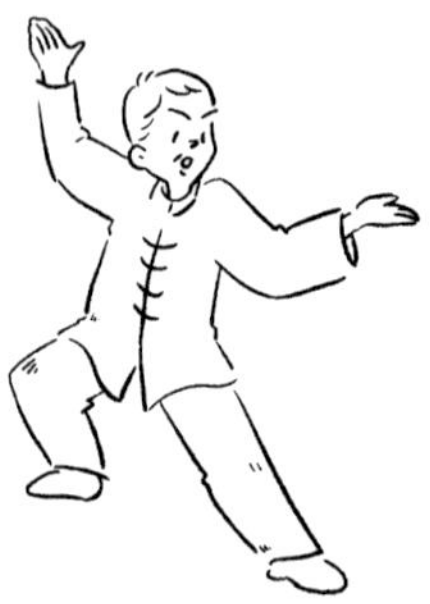

の五拳から少林拳、太極拳へと枝分かれして、太極拳は呼吸法と結びつき、中国医学を組み入れた内家拳、柔拳へと変容したそうです。内外一致、つまり心とからだ、呼吸と動きを一致させ、己の小力で相手を制する拳法なので、健康法となるというものです。

先に述べましたように、私に対して直接、五感健康法に加えたらどうかと提案してくれた方々の名を許可なく記してきました。彼ら、彼女らに感謝しています。非日常的五感健康法は、工夫すれば日常的五感健康法になりうるものです。

2. 拙著『介護予防のための五感健康法』から

前述の健康法と重複することが多いのですが、2007年発行の拙著『介護予防のための五感健康法』（農文協）にも五感健康法を列記しています。そこでは五感それぞれの健康法に分類して掲載しました。同著の目次に記しました順に、それぞれ簡単に解説します。

(1) 視覚を中心とした五感健康法

花健康法

この健康法は、前項でも触れましたように、カラーセラピーの一種です。桜が満開のシーズンに桜並木を散策するとき、見事なピンク一色の中でうっとりします。すなわち、ピンク(桜)に限らず、赤(チューリップ)、黄(菜の花、ひまわり、チューリップ、イチョウ並木)、青(リンドウ、キキョウ)、紫(ラベンダー、レンゲ)など、いろいろな色の**花を愛でる健康法**です。

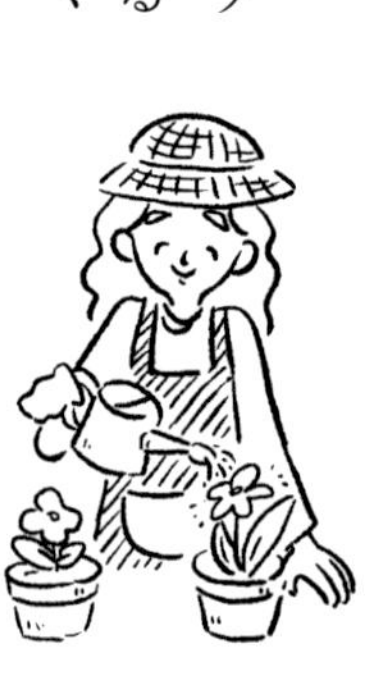

園芸健康法

植物の鑑賞、植物の生育観察、園芸作業など五感全体をフルに働かせる究極の五感健康法です。これに関しましては、前項でも触れました。精神障害者のための療法の一つに作業療法がありますが、ここから派生したものに園芸療法があります。健康者には**園芸健康法**となります。

景観健康法（非日常的）

歴史的に有名な神社仏閣のある地域や景観の良い観光地への観光旅行。これは非日常的な行為ですので、日常的には運動靴などの軽装で、車（ドライブ）または徒歩で、景観の良い山、丘、渓谷、川、林、森などを散策する健康法です。**景観健康法**につきましては、第7節2の⑦で詳述します。

色彩健康法

服装（口紅、カーディガン、セーター、ネクタイなど）、**料理**（緑、黄、赤、白、黒または茶の5色食）、**インテリア**（玄関、食堂、寝室、浴場など）を快適な色、模様にします（絵を描き、色づけをする）。精神医学に絵画療法があります。前項でも記しました**ストーン・ペインティング**（手にしている石の形でイメージした動物や植物などの絵を描き、色づけをする）、女性（寝たきりの女性にも）に**化粧**をすすめることなどです。

計算ドリル

すでに述べていますが、川島隆太東北大学教授提唱の、計算ドリル（単純計算）による学習健康法。**長谷川式簡易知能評価スケール**にも簡単な計算、100から7を順次引いていくもの。**内田クレペリン精神作業能力検査**は、行列状に並んだ数字を足し算して下1桁の数字を記載していくもの。小学生を対象に、横に1から10、縦にも1から10を並べた100マス計算表のマスに、縦横の数字を足した答えを書き込んでいくもの、などがあります。これらの完了時間を短縮させることもできます。これらは**脳活法**です。先にも触れました数独（ナンプレ）は数字をマスに入れる作業としては共通していますが、計算はしません。

磁気を帯びた積み木並べ

大きめの磁気を帯びたボードを立てかけて、これに片面だけ磁気を帯びている積み木のような立方体のブロック（300個以上）を張り付けて、絵や文字をつくる遊びで、これを10分、20分続けていると想像力、企画力が働き、**頭の体操**（訓練）になるものです。ベニヤ板や段ボールを床に敷いて、その上に紙の駒をつくって並べてもよいです。将棋盤に駒を、また、碁盤に碁石を置いて絵や文字をつくってもよいでしょう。また、画用紙に絵や文字を描いてもよいでしょう。

「創作児童劇」（非日常的）

これは、亡妻の友人、岩田美鈴さんが当時、代表であった「谷汲ほのぼの会」の創作児童劇のことです。非日常的でグループが一致していないとできない健康法です。「ねずみの嫁入り」、「白雪姫」、「一休さん」などなじみの童話を劇化する。これらの台本、大道具、小道具づくりをグループで完成させて、これを演じるもので、かなり高度な健康法です。

将棋・囲碁・チェス・マージャン

弱冠18歳で将棋二冠となり、20歳（はたち）で六冠、七冠、八冠、名人になった天才将棋士、藤井聡太竜王名人の出現で、将棋ブームとなっていますが、この将棋、それに碁は、どちらも相当な脳の活性化につながるゲームです。マージャン、西洋のチェスも合わせて、高度な**知的健康法**ではないでしょうか。本章第9節で紹介しますが、「脳寿命……」の著者、新井平伊教授は、マージャンが最高の脳活健康法と言っています。

（２）聴覚を中心とした五感健康法

音読を楽しむ

自分の好きな文章や詩を、声を出して読むこと。例えば、般若心経を２〜３回、繰り返し唱えたり、「白浪五人男」など歌舞伎の台詞の一節を音読することです。新聞の社説など音読するのも健康法になります。

音楽を楽しむ

ヨハン・シュトラウスの「美しく青きドナウ」、モーツァルトの「アイネクライネナハトムジーク」、ベートーヴェンの「田園」などを聴くことです。宝塚歌劇が好きな人は、宝塚を観劇するのは非日常的ですが、日常的には好きな演目のＣＤを購入して聴くこと。図書館や集会場にＣＤがあれば、そこで好みのＣＤで視聴することです。

楽器によるリズム

普段なじみのない太鼓、鼓、三味線、琴など和楽器のリズムを楽しむことです。和楽器に限らず、ヴァイオリン、トランペット、サクソフォン、ピアノ、マリンバなどの楽器の演奏を聴くこと、また、それらの楽器を演奏することです。

マリンバの演奏を聴いて感動したことがあります。それに関して掲載しました岐阜新聞の夕閑帳のコラムがありますので、それを再掲します。

◇◇◇◇◇◇◇◇◇◇◇◇◇◇◇◇◇◇◇◇◇◇◇◇◇◇◇◇◇◇◇

400　**マリンバとピアノのコンサート**

3月9日、岐阜県ジン・アイバンク協会主催の「マリンバとピアノ凛」によるさわやかなコンサートを岐阜大学医学部付属病院のロビーで鑑賞した。グループ名「凛」は、「きりきりとして勇ましい」「音がよく響くさま」を表す意味とか。ピアノ伴奏者大塚宏美さんとマリンバ演奏者加納三栄子さん、里奈さん姉妹の三美人の仲良しプログループ。

◇

「チャルダッシュ」に始まり、「カルメン幻想曲」で終わる1時間のコンサートであった。3人の息がピッタリ合った、汗をほとばしらせながらの熱演であった。特に「剣の舞」、プログラムになかった「リベルタンゴ」、それに「カルメン幻想曲」には快適な力量感があった。ロビーに響き渡るマリンバとピアノの情熱的な協音と玄関から漂うジンチョウゲの芳香が聴・嗅覚を心地よく刺激してくれた。1階、2階のロビーに集まった子どもから高齢者までの患者・家族にも、元気をもらったコンサートであったのでは。

◇

私には平岡養一リサイタル以来のマリンバコンサートであったが、今回はマリンバの響きが情熱的で力動感にあふれ、感動した。

（2016年4月11日）

拙著『五感健康法あれこれⅡ』から引用

最近、私の五感健康セミナーの熱心な受講者、大野暁子さんの娘さん（大野千尋さん）が、マリンバ演奏者ということで、彼女の「森の音楽会」（3人のグループ）のコンサートに出かけるようになりました。３人は、マリンバ、ピアノ、クラリネットの三種の楽器を使用しています。彼女らの楽器はいずれも木製なので、木の字が三つある漢字、森をグループ名に選び、その森はフランス語では、La Foret なので、グループ名を、ensemble La Foret（アンサンブル・ラ・フォーレ）と命名したそうです。粋なグループ名です。演奏会は主として地元の大垣で行っているようです。最近、各務原でも行っているとか。彼女らの演奏会鑑賞が、私の**非日常的五感健康法**の一つになっています。

歌体操

歌いながら、指体操、足ふみ体操、タオルやひもを用いたストレッチ体操などを行うことです。歌体操は数人で行うほうが楽しく、効果も上がります。先に記しました水戸黄門体操がここに属します。

カラオケ

これは知っている歌を選択して大声で歌いますので、脳の活性化になります。歌詞を暗記すること、歌詞を見ながら歌うこと、発声することなどで脳活になります。拍手喝采を受けたときは自尊心が高まり、**自己実現**の頂点に立った気分、つまり自己陶酔、満足感、祝福を受けるので、認知症予防としては最高の五感健康法です。ただし歌が好きな人に限られますが。

（3）嗅覚を中心とした五感健康法

香道

伽羅《きゃら》**、沈香**《じんこう》**、白檀**《びゃくだん》などを焚いて、「**香を利き**」ます。嗅覚の「**鼻が利く**」というように、聴覚との共有感覚になります。嗅覚は、直接本能（大脳辺縁系）に働きかけますので、香には神秘的作用があります。

茶を楽しむ

茶道は、香道、華道と並び、室町文化が生んだ三大文化の一つです。茶席は、暗い茶室の一輪の花、湯の沸く音、香《こう》の香り、畳のにおい、抹茶の苦味、旨味、茶碗の手ごろな重さ、手触りなど、五感をフルに刺激する健康法です。

香りのある茶を用いる花茶がありますが、ハーブティー、紅茶などを楽しむ健康法もあります。**長良川若女将会オリジナルブレンド紅茶**「長良川〜風・苺の香り〜」は香茶《こうちゃ》です。

アロマヘルス

芳香（アロマ）をもつ植物（ハーブ）から芳香物質だけを取り出したエッセンシャルオイル（精油）を使って、心とからだに同時に働きかける健康法です。これも大脳辺縁系に作用して、ストレス解消に有効です。

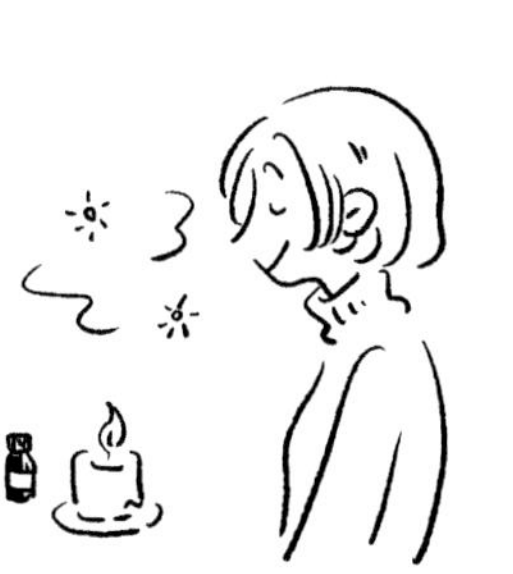

森林浴（非日常的）

森の中で、目にやさしい緑、マイナスイオン、フィトンチッド、軽運動などで、交感神経の過緊張を改善させる健康法です。

におい回想法

においを通して、記憶と感情をつかさどる脳へ情報が送られますので、過去の情景や情感を伴って思い出す回想法です。**潮風、野焼きのにおい、畑のにおい、蚕《かいこ》のにおい**などで故郷を思い出します。

（4）味覚を中心とした五感健康法

回想料理

おふくろの味を求めて、食材を集め、色合いや味、におい、のどごしなど思い出しながら**おふくろの味**に近づけて、より美味しい料理を作るように心がけることが大切です。正月の雑煮、筑前煮などは回想料理の典型でしょう。

特別料理（非日常的）

年に1～2回、新しい料理を作ること、料理屋で食した味を工夫して再現させることなど、かなり頭の体操になる健康法です。

バランスのよい食生活

大島清京都大学名誉教授が提唱している「まごたちはやさしい」は、バランスの良い食生活の一例です。食品名の最初の一文字を続けた言葉です。ま＝豆類（大豆）、ご＝ゴマ、た＝卵、ち＝乳（牛乳）、は（わ）＝ワカメ（海藻類）、や＝野菜類（色とりどりの野菜）、さ＝魚類、し＝シイタケ（きのこ類）、い＝イモ類を表します。「まごはやさしい」という説もあります。卵・牛乳の動物性たんぱく質を避けた食生活です。前項でも触れましたように、赤、黄、緑の「３色食品群」を推奨している人もいます。本章第８節、３６１ページに、北村明彦氏の提唱しているバランスのよい食生活を掲載しています。「さあにぎやか（に）いただく」という言葉で、さ（魚介類）、あ（油）、に（肉）、ぎ（牛乳、乳製品）、や（緑黄色野菜）、か（海藻類）、い（イモ）、た（卵）、だ（大豆製品）、く（果物）の19品目からなっています。

血の巡りをよくする食事

野菜、豆類、海藻を積極的に摂ること。**旬の魚**、サバ、アジ、イワシ、サケなどが脳の神経作用を活性化させます。また、これらは血液の循環も良好にします。

快感神経伝達物質

脳が喜ぶ物質、いわゆる快感神経伝達物質のことで、脳内でドーパミン、セロトニンになる物質です。大豆、湯葉、きな粉、豆腐などは**健脳食品**です。

野菜と果物

鉄分の吸収、抗酸化作用のあるビタミンCは、サツマイモ、レモン（全果）、キウイ、パパイヤなどに多く含まれています。抗酸化作用のある**ビタミンE**は、アヤムラサキイモ、アボカド、マンゴー、レモン（全果）などに多く含まれています。ナトリウムと拮抗する**カリウム**はアボカド、バナナ、メロンに多く、**食物繊維**は、ニンジン、ゴボウ、ダイコン、アヤムラサキイモ、サツマイモ、アボカド、レモン（全果）、キウイ、マンゴー、パパイヤ、オレンジに多く、**ポリフェノール**は、キウイ、バナナ、グレープフルーツ、マンゴー、ブドウ、オレンジ、パパイヤ、パイナップル、リンゴなどに多く含まれています。キウイ、バナナ、グレープフルーツは**抗酸化食品**のベスト3です。

健脳成分DHA

健脳成分といわれるＤＨＡは、マグロ（脂身）、ブリ、サバ、サンマ、ウナギなどに多く含まれています。から揚げにするとＤＨＡは損失しますので、刺し身、焼き魚、煮魚にして食すことです。

（5）触覚を中心とした五感健康法

入浴健康法

入浴は、気分をリラックスさせ、体内のうっ血した血液の循環を促し、労働や運動での疲労回復を図るのに最も効果的な健康法です。好みのエッセンシャルオイルと音楽があれば、さらに効果的でしょう。

温泉健康法（非日常的）

温泉健康法は、家庭の入浴とは異なり、環境には陰イオン、静寂感があり、湯には粘性、含化学成分などがあり、保温効果があります。非日常的ですが、入浴温度、入浴時間、入浴回数などに注意が必要です。

温泉関係で、『五感健康法あれこれⅠ』に記載しましたコラム３題を再掲します。

022 五感刺激で温泉（入浴）健康法

温泉は聖徳太子の時代から湯治、療法として利用されていた。それが、いつのまにか付加価値の高い飽食的料理、宴会型温泉場、遊興の場と化してしまった。しかし、最近、温泉が療法型に復古し、むしろ健康志向に変革しつつある。

◇

温泉と温泉地で私たちは五感から快適な刺激を受けている。皮膚から温熱、水の物理作用、含有成分の吸収などにより、健康に様々な恩恵を受けている。温泉地では景観、草花からの芳香、小鳥のさえずり、せせらぎの音、下駄履きでの散策、そして低カロリー、栄養のバランスを配慮した宿の食事、まさに五感健康法を享受できる。これは**非日常的五感健康法**である。

◇

温泉場と類似の日常的な健康法には、家庭での入浴が適合する。ほどよい温湯で、エッセンシャルオイルやみかんの皮からの芳香で満喫し、ラジカセで癒しの音楽を聴きながら入浴できれば、温泉入浴気分になれないだろうか。それに窓から緑が見られれば、まさに**日常的五感健康法**となろう。

（2007年2月1日）

拙著『五感健康法あれこれⅠ』から引用

023　温泉泉質と効能

岐阜県温泉協会は、県内百か所以上の温泉地の泉質を公表している。岐阜県での35％以上が単純温泉で、27％が放射能泉である。炭酸水素塩泉と塩化物泉は各々10％以上あり、硫黄泉、鉄泉、二酸化炭素泉も少々ある。酸性泉、硫酸塩泉はほとんどない。

◇

単純温泉は成分が薄く刺激が弱いので入り心地がよく利用範囲が広い。高齢者向きである。東濃地域に多い**放射能泉**は神経痛、高血圧症、動脈硬化症、慢性皮膚疾患、慢性婦人病によいといわれている。白川、八幡、神岡にある**硫黄泉**は保温効果に優れている刺激の強い泉質で、高血圧症、動脈硬化症、慢性皮膚疾患、慢性婦人病などに有効であるとか。県内各地に点在している**炭酸水素**

塩泉はなめらかな肌触りで湯の香りがあり、切り傷、痛風、リウマチ、運動器障害に有効といわれている。岐阜市に多い**鉄泉**は貧血症、痔によいらしい。

◇

温泉浴の効果は少なくとも7日から10日間、多くて20日間の連浴とし、健康法なら生涯入浴を楽しむのが効果的といわれている。

（２００７年2月19日）

拙著『五感健康法あれこれⅠ』から引用

024　高齢者等の入浴法

テレビの旅番組等の中でタレントたちの温泉場での入浴シーンをよくみかける。高齢者などの温泉浴のみならず家庭入浴も合わせて入浴前、入浴中、入浴後の注意3訓を喚起しておきたい。

◇

①**入浴前**。寒冷時の脱衣室の暖房には十分配慮しておく。入浴前の飲酒。食事は避ける。

②**浴室に入り**、高齢者、高血圧者は入浴に先立ち頭部、四肢など部分浴をして血圧上昇を和らげてから入る。日本人は浴温度42～43℃の高温浴を好むが、高齢者、高血圧者、心臓病の患者は39℃前後の微温浴が望ましい。高齢者、心肺機能障害者は仰臥位のほうが座浴より静水圧が低下するためによい。半身浴もよい。一般に健康者でも夜は副交感神経優位の微温浴がお勧めで、朝や昼は交感神経優位の高温浴がお勧めである。**入浴中の飲酒は絶対厳禁**。

③**出浴**は緩徐に、その後、横臥、安静を保ち、水分の摂取を心がける。

◇

無造作に放映されている、憧れのタレントたちの入浴シーンを模倣しないように注意していただきたいものである。注意3訓は高齢者や患者に限らず若者への入浴マナーでもある。

（2007年3月5日）

拙著『五感健康法あれこれⅠ』から引用

水中エアロビクス

プールの水中で、ハイテンポな音楽のリズムに合わせて動く（歩く）運動、エアロビクスです。エアロビクスでは、1回5分、水中ウォーキングなら30〜45分が適当です。

アロママッサージ

これは、エッセンシャルオイルを用い、心とからだの鎮静、落ち着き、安心、ぬくもり、喜び、安らぎを誘発して、皮膚や筋肉の緊張を緩め、ゆったりとさせる健康法です。

盆踊り（非日常的）

これにつきましては、郡上踊りを例に前項で触れています。踊りは、手足を音に合わせて、リズミカルに動かす動作、つまり運動です。7月中元の1週間ほどの盆の季節に、人々が輪になって囃子に合わせ、踊る盆踊りは五感からの刺激を受ける最高の五感健康法です。これは非日常的な健康法です。

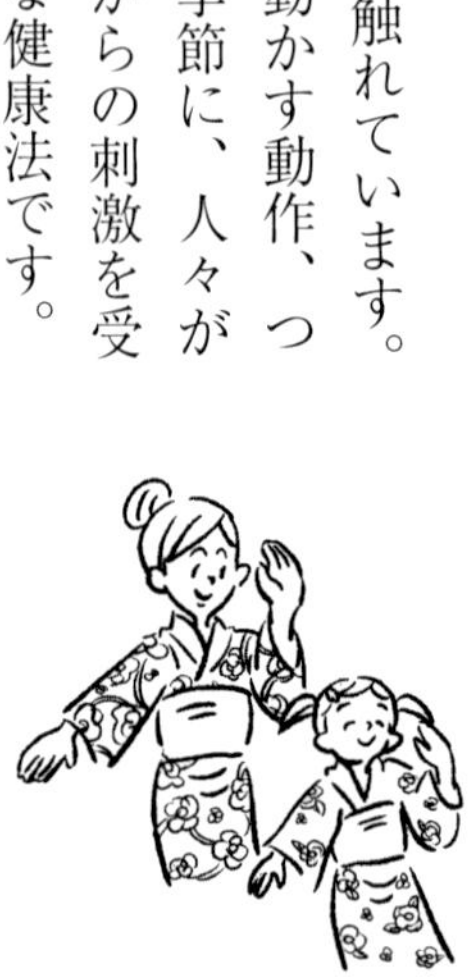

地形健康法（非日常的）

体力づくりやリハビリテーションを目的に、森や林の中の歩道（傾斜、坂道）をウォーキングすること。最近はスマホや携帯電話から歩数やエネルギー消費量などを見ながらのウォーキングができます。当時、岐阜県医療整備課長であった平山宏史氏から提唱された、アマゴ釣りや写真撮影のついでに渓流をさかのぼる健康法があります。ただし、これには**気象予報に十分注意**する必要があります。

寺社参り（非日常的）

伊勢参り、または**おかげ参り**は、**森林浴**と類似していますので、五感健康法になります。木々による緑色のフィルター、木漏れ日のやさしい光、小鳥のさえずり、フィトンチッドのにおいなどが味わえます。

動物介在健康法

犬、猫を中心に、ペットを飼うこと。毛並みの手触り、愛くるしい表情、動作など

副交感神経優位型の健康法です。一方通行ですが、話しかけができます。犬では散歩でき運動にもなります。

わら草履づくり（非日常的）

転倒防止に足の趾（指）の運動が重要です。5本指足袋、5本指ソックスが着用されていますが、わら草履づくりも**足趾を刺激する健康法**です。岐阜大学現役時代の同僚、井口恒男先輩から提案された健康法です。

爪もみ

福田稔・安保徹両氏が開発した爪もみは、指の爪のつけ根の両脇をもむか爪楊枝で突つくかすること。注意するのは両薬指を除いた8本をもむことです。鍼灸での**井穴**《せいけつ》と同じです。

足裏健康法

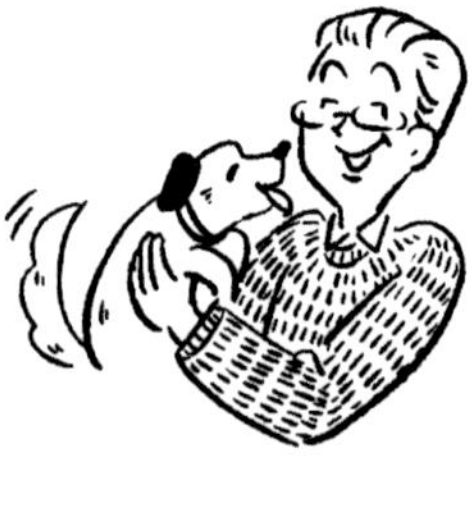

足の裏を刺激する健康法です。足裏には肝、胆、膀胱、胃、脾、腎に関連する経絡（つぼ）が走っていますので、それぞれのつぼを押さえる健康法です。足裏の刺激には裸足で土を踏み、快感を味わう方法もあります。**竹ふみ**もあります。また、足の趾をいっぱいに広げて歩く体操や足の趾を動かしながら前進する体操もあります。漢方医学に**湧泉**《ゆうせん》**のつぼ**があります。

健康体操

おなじみのラジオ体操で、音楽に合わせてリズミカルに体を動かすこと。精神を安定させる作用のあるセロトニンが分泌されます。体操には、**操体法、ふりふりグッパー体操、ウォーキング、スクワット、蹴り出し運動、レッグカール**などがあります。

呼吸法

腹式呼吸法のことです。吸気は鼻から1、2、3秒で、そして3秒間、息を止めます。呼気は口から1、2、3、4、5、6秒間で時間をかけてゆっくり息を吐きだします。宗教家は、1、2、3で息を吸い、4、5、6で息を止め、7、8、9、10、11、12で息を吐くというペースではどうかといっています。座禅や瞑想では、もっと長い時間の腹式呼吸をするようです。

真向法

長井津《わたる》氏により考案された健康法です。姿勢と呼吸法を主体とした、柔軟性を高めるための体操です。両足を曲げたり、伸ばしたり、かなり激しい体操です。

ストレッチング

これは、愛知学院大学の杉浦春雄教授により指導されているものです。首、肩、肘、大腿などを過伸展させ（6秒）、その後、しばらく筋を緩め（6秒）、また過伸展させる（6秒）という**6・6・6プロセス**をとります。首、肩、肘、大腿などの痛み、こりに行います。

筋肉トレーニング（アイソメトリクス）

中京大学の湯浅景元名誉教授のお勧めのトレーニングです。首、肩、腹などの筋肉を自らの手で圧迫する方法です。例えば、首には、頭の後ろで両手を組みます。組んだ手で後頭部を前方に強く押さえ、反対に頭は後ろに強く傾けます。呼吸しながら**7秒間**行います。

チューブトレーニング

ゴムのトレーニング（ひも型または帯型）チューブを用いて大胸筋、三角筋、広背筋、腹筋、上腕筋、前腕筋、大腿筋、手首、僧帽筋、首などチューブの両端を握り、ゴムの収縮作用を借りて各筋肉を伸縮させる運動です。

卓球

岐阜県介護老人保健施設「サンバレーかかみ野」の角岡秀彦元施設長が「卓球は五感を刺激するので認知症予防になる」と奨励しています。空間を飛んでいる球をレシーブするとき、前頭連合野や運動連合野など大脳皮質全域が目まぐるしく活性化します。車いすの患者が、卓球に夢中になって立ち上がることもあったそうです。

この項でも、以上掲げました五感健康法に関しご助言いただいた方々のお名前を無断で拝借しております。ご了承ください。

番外　私の畏友の実例

岡谷鋼機株式会社を理事特殊鋼本部長の役職定年を迎えた後、厚生労働省管轄雇用能力開発機構の常勤嘱託職員を務め、そこを嘱託停年しても、月50時間ほど、清瀬市でボランティア事業をしていたようです。高校時代の畏友（同級生）、竹下勝久氏の、彼からいただいた書簡で知り得た五感健康法を紹介します。五感健康法のことを初めて知ったとのことですので、五感それぞれに分けて、健康法を挙げてくれています。

視覚：ＮＨＫの囲碁・将棋を視聴、年2回夫婦で温泉旅行
聴覚：丸善創立１２０周年記念「世界名曲大系クラシックへの誘い」ＣＤ75枚を聴取しながらの読書
触覚：週2回スポーツジムに通い筋トレ、週4回1時間／回ウォーキング、年5～6回ゴルフ

味覚・嗅覚‥魚・野菜中心のバランス食生活、嗜好品として缶ビール1本、焼酎のお湯割り週3回

社会人になってから前日の3食の食事メニューを記載する習慣ができているようです。特に食事メニューの記録は明日への献立、健康管理に役立つばかりか、前日の記憶をたどる習慣は認知症予防になります。彼の味覚・嗅覚にみられますような健康的なバランスのよい食生活につながっているようです。実にすばらしい習慣の持ち主だと、敬意を表したいと思います。

彼とは、年賀状の交換だけで、数十年会っていませんが、私など、とてもまねができないほど、見事に五感健康法を実践しております。さすがに大企業の営業畑で培ったノウハウが生かされていると感じています。コミュニケーション活動にも秀でているようです。これなら、本章最終節に記述しました、**生き生き人間**そのもので、認知症予防に十分なっているのではないでしょうか。

以上、この第2節では、手当たり次第に五感健康法を掲げてきました。「日常的・

非日常的な五感健康法」と「介護予防のための五感健康法」との2冊の出版物を執筆する際に、五感健康法のリストアップの順について両出版相互に整合性を図りませんでしたので、前者「日常的・非日常的な五感健康法」で掲げました五感健康法の順と後者「介護予防のための五感健康法」で掲げた五感健康法の順とが前後したり、重複したりしています。悪しからずご容赦願います。また、列記しました健康法のうち、日常的にはできないものには、（非日常的）と付け加えました。

最近は、五感を一括して**五感健康法**としています。例えば、食健康法では、「美味しい」という味覚だけと思われがちですが、料理の味はもちろん、見た目、匂い、歯ごたえ、舌触りなど五感すべてに快適な刺激が得られて初めて「美味しい」という感覚になります。

絵画健康法でも、例えば景色の写生であれば視覚が中心であっても、写生の題材を求めて、あちこち動き回りますので、五感を統括した五感健康法と考えるのが自然です。音楽にしてもアロマにしてもペットとの接触にしても、それぞれ聴覚、嗅覚、触覚と個別の健康法ではなく五感すべてを通して、脳を活性化させますので**五感健康法**

と称すべきでしょう。

２００６年以降、拙著の**五感健康法あれこれ**シリーズⅠ～Ⅲ（Ⅰだけはナンバーをつけませんでしたが）に掲載しました計５００編のコラムには、先に記しましたように、「観光旅行」、「音楽会」、「歌舞伎観劇」、「宝塚歌劇観劇」、「コンサート」など趣味娯楽の類いを五感健康法として挙げてきました。これらは健康法には相応しくないと思われるかもしれませんが、いずれも快適な刺激を五感で受け、脳を活性化させるものばかりです。ただし、これらは、１年に１回とか、数年に１回といった非日常的なものでありますので、日常的健康法になるように、家庭でも地域社会でもできるようにしたいものです。例えば、観光旅行に代わって、散歩には近隣の神社仏閣、博物館、美術館など森の中を散策できるコースを設定するとか、音楽会に出かける代わりに、好きな音楽のCDを購入してきて居間や集会場で聴くとか、歌舞伎観劇の代わりに、特定な演目が収録されているビデオを購入してきて鑑賞するとか、日常的に楽しむことができるように工夫する必要があります。私は、最近、YouTubeを見るようになりましたが、歌舞伎も景観もさまざまな健康法も視聴でき、驚いています。このようにして、日々を楽しく過ごせば、日常的五感健康法になります。環境からの情報はすべて五感から脳内に入ります。常に快適な刺激を求めること、感性を磨いて微妙な刺激でも感知できるようにすることが大切です。

五感健康法とは、第1章に記述しましたように、「**五感を刺激することにより脳を活性化させ、恒常性を維持し、自然治癒力を高め、心とからだの健康保持・増進を図る方法**」です。繰り返しますが、脳への情報は、すべて五感から入力されますので、第4章第3節に列記しました健康法や本章第2節に載せました健康法は、すべて五感健康法です。**快感を感ずる**ことや**感動する**ことは、すべてが健康法になります。**楽しく長続きできる**趣味娯楽は最適な五感健康法といえます。あれもこれも五感健康法に該当しますので、2006年以来、岐阜新聞夕刊の夕閑帳に掲載してきました健康法でないコラムも含めて、計500編のコラム、あれやこれや、すべてを包括して、3冊に分けて出版物に編集しました。このような理由で前述の五感健康法シリーズのうち、3部の出版物の表題名を「五感健康法あれこれ」としました。趣味娯楽などというより、五感健康法（マージャン）、五感健康法（ゴルフ）、五感健康法（温泉）、五感健康法（旅行）などと表現するほうがよいかもしれません。

第3節　唯識思想とマインドフルネス

1．唯識思想と健康

２０１９年、ＮＨＫ教育（Ｅ）テレビ番組、『こころの時代－宗教と人生－』で、**唯識《ゆいしき》に生きる**が放映されました。このシリーズの解説者は、横山紘一立教大学名誉教授でした。ちょうどそのころ、ある書店で、横山教授の著書、『**唯識**という生き方－自分を変える仏教の心理学－』（大法輪閣、２０１４年）が目に留まり、早速それを購入して、テレビで視聴しました**唯識に生きる**と合わせて、五感健康法との関係を探りながら読了しました。

唯識は、日本仏教の根本思想で、法然（浄土宗）、親鸞（浄土真宗）、道元（曹洞宗）、空海（真言宗）なども、この**唯識**を学んだほど重要な思想のようです。

唯識とは、唯《ただ》、識があるのみ、すなわち**心が存在しているのみ**という反常識な考えのようです。その心のメカニズムを解くために心の中を観察しますと、心は全部で八種あるという八識が打ち立てられています。

①五識（眼識、耳識、鼻識、舌識、身識）＝五感
②意識（言葉を用いて思考する働き）
③末那識《まなしき》（＝エゴ心、深層に働く自我執着心）
④阿頼耶識《あらやしき》（＝根本心、一切を生ずる可能力を有した心＝一切種子識《いっさいしゅうじしき》）

本書の第2章第5節で述べましたように、**心身一如**のうち、**身**、からだの存在は容易に気づきますが、**心**はからだのように形も色も大きさもありません。心は、自分自身で直接、見つける以外には存在に気づく方法がないようです。

唯識思想では、心を次の三つに分けています。

①ものを見、聞き、嗅ぎ、味わい、触れる、などの感覚：感覚心＝五識＝五感
②苦しい、楽しい、愛する、憎む、などの思い：情緒心
③言葉を用いて考える心：思考心

最初の**感覚心**は、前述の八識のうちの五識のことで、だれもが共通して世界を感知する基本的なデータを受け止める心のことです。いわゆる五感です。2番目の**情緒心**は、八識のうちの末那識のエゴ心がかなり関与していますので、個人差が出てきます。すなわち、ものごとに好き嫌い、きれい汚い、明るい暗いなど感じ方の違いが生じます。大脳内の扁桃体の働きのようなものです。3番目の**思考心**も個人差が大きく、言葉でエゴ的に考えることであり、同じ出来事でも、それをどのようにとらえるかは、それぞれの人の生きてきた世界（社会環境）によって大きく違うようです。横山教授が言うには、自分というのは存在しない、無我であるのに、**自分は**、**私は**、**おれは**と言い張っていますが、それは**自我執着心**があるからです。つまり、八識の中のエゴ心である末那識があるからとのことです。**末那識**は、寝ても覚めても、あるいは生死輪廻する限り、内に向かって**自分は**、**自分は**と執着し続ける心と定義されています。末那識は、八識の中の**阿頼耶識**と同様、深層に働く心で、その存在を直接知覚することができませんが、表層の自我執着心は心身を対象としていますので、例えば、自分の顔を見て、自分であると自身で設定できますが、実は自分というものはなく、あるのは**自分**という言葉の響きだけというのです。これも根源的になりますと阿頼耶識の中になり、存在がわかりません。すべての力は深層心である阿頼耶識の中の種子として潜在していると考えられているようです。阿頼耶識は、ヨーガの実践を通して、表層の心を静めて内心に沈潜している心のようです。阿頼耶識は、自分のからだ、身の回りの生活道具、山や川などの自然、さらには宇宙など、いわゆる**もの**といわれるもの、さらには五識や思考する心（意識）、これら一切を生ずる根本的な心のことで、これを**一切種子識**ともいっています。

自我執着心には二つあるといわれています。一つは**表層心**ですが、これは手を見て、顔を鏡で見て、心の働きを感じて、つまり**五蘊**《ごうん》（色《しき》、受、想、行、識の総称、物質界と精神界）を介して**自分**を設定します。これは後天的な自我執着心で認知できます。もう一つは**深層心**で、末那識（エゴ心）が阿頼耶識（一切種子識）を介して、**自分**を設定しています。後者は先天的な自我執着心で私たちは認知できません。

自己をよりよき状態に変えるための**自己変革**には、**正聞薫習**《しょうもんくんじゅう》と**無分別智**《むふんべっち》とがあるというのです。前者は、正しく語られた言葉、正しい教えを正しく聞くこと、それによって教えや言葉が深層心である阿頼耶識（一切種子識）に薫じづけられ、そこに潜在する清浄な種子（慈悲）に栄養を与えて生育せしめること。後者の無分別智は、他者に対して真に清らかな行為（布施、掃除、洗濯、料理、仕事など）を展開し、阿頼耶識の中にある汚れた種子（煩悩）を焼き尽くすこと、のようです。

繰り返しになりますが、心はとらえようがありません。唯識思想の説く心とからだとの関係に、**安危同一**《あんきどういつ》という考えがあります。からだは深層心である阿頼耶識がつくり出し、阿頼耶識は自らがつくり出したからだと生理的・有機的な相互因果関係にあるという考えに基づき、からだと阿頼耶識とのうち、どちらか一方がよい状態（安）であれば他方もよい状態になり、逆に一方が悪い状態（危）にあれば他方も悪い状態になるという考えのようです。からだと心が密接な関係にあるという意味のようです。第2章第5節3で述べました**心身一如**と同じです。

心にストレスが溜まれば身体的障害が生じます。身体的障害があれば心はふさぎます。**安危同一**の考えで、不健康に対しては深層心の浄化を図らなくてはなりませんし、健康を求めるなら表層的なからだのありようから取り組んでいかなくてはならないといっています。これには、巷で行われているメンタルヘルス不全対策でよいのですが、深層心には、阿頼耶識の浄化が必須で、それには、座禅、ヨーガ、次の項で述べますマインドフルネスなどを修めることのようです。

心の浄化には、**身体のありよう**から入っていくことが勧められています。**身体のありよう**を**威儀**《いぎ》といい、動く、立ち止まる、座る、寝る、すなわち行・住・坐・臥の四つの「身体的ありよう」のことのようです。道元禅師も**威儀即仏法**で、日常生活の中にこそ、健康への**威儀**の真理があると諭しています。阿頼耶識の中にストレスが溜まり、深層心の段階から不健康になる要素が無数にあるので、まずは表層心の**身体のありよう**から取り組む必要があるとのことです。心身あげて何かに打ち込むこと、ポジティブに考えること、好みの五感健康法に打ち込むことと同じです。そうすれば、唯識的には、阿頼耶識の領域から心が浄化され、深層から健康になるとのことです。

2. マインドフルネスとメンタルヘルス

先に記述しました拙著『五感健康法あれこれⅢ』に、岐阜新聞夕刊の夕閑帳に**瞑想で心を整える**というコラムを載せました。その全文を以下に掲載します。

407　瞑想で心を整える

雑誌プレジデント4月4日号で、石川善樹氏執筆の「超エリートがなぜ今、瞑想に励むか」の小見出しが目に留まった。有名な企業が続々と瞑想を導入しているとのこと。これは、メンタルヘルス不全対策かと思いきや、その目的は「仕事のパフォーマンスの向上」というのである。

◇

瞑想は、何かと拡散しがちな**意識を一点に集中**させていくことで、姿勢を正す**調身**、呼吸を整える**調息**、注意をコントロールする**調心**の三つが必要とか。

◇

調心は難しく、初心者は**集中瞑想**から始めるとよいらしい。自己の呼吸や眼前の物のうち、一つに注意を集中させる瞑想法とのこと。幾つかの脳のネットワークが活性化すると集中力、記憶力、意志決定の認知機能が高まり仕事のパフォーマンスが向上する。集中瞑想の次は**観察瞑想**を。瞑想中に湧き起こる思考や感覚をそのまま観察していくと、集中瞑想とは異なる脳のネットワークが

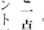

活性化してアイディアのひらめき、感情のコントロールができ人間関係の改善が期待できるとか。禅・瞑想のうち思想的部分を除いた禅を**ストレス低減法**といい、**マインドフルネス**ともいうらしい。

（2016年6月1日）

拙著『五感健康法あれこれⅢ』から引用

このコラムの末尾に記しました**マインドフルネス**は、「〝**今、この瞬間**〟を大切にする生き方」を指すようです。このマインドフルネス瞑想を実践することによって、ストレス軽減や**集中力の強化**などの効果が得られるとされています。前述のコラムに記載したことと重複しますが、有名な大企業が続々とマインドフルネス瞑想を導入しているのは、ストレス解消のためでなく、仕事のパフォーマンスの向上のためだそうです。

マインドフルネスという言葉は、仏教の経典で使われている古代インドの言葉「サティ」の英語訳としてあてられたもののようで、「心をとどめておくこと」あるいは**気づき**だそうです。マインドフルネス瞑想は仏教の瞑想法を取り入れて生まれたものですが、宗教色を一切排除しているため、だれでも抵抗なく実践できることで、アメリカなどの大企業でも導入してきたようです。

先のNHKの**唯識に生きる**、第1回**唯識の歴史と基本思想**の解説によりますと、日本では唯識に対する関心、その存在感が薄れてきているようですが、欧米では、現在、マインドフルネスを仏教の瞑想と結んで、急速に、広まってきているようです。世界でも名高い大企業などで、集中力を高め、ストレスを解消するためマインドフルネスが取り入れられているそうです。この映像の中に、第2章第3節で述べました**般若心経**の著者、ティク・ナット・ハン師自身が登場し、彼がアメリカで講演している風景が放映されていました。その中に、瞑想の一例として、**呼吸法**導入の場面がありました。意識をすべて呼吸に向けて、今「息をしているのだ」と、今一番感じているところに集中するように、と指示していました。

瞑想は、一点に集中することのようです。先のコラムの中の**集中瞑想**のことです。ハン師は、彼の著『**般若心経**』の中で、一つの例えとして、コップ1杯の水を飲むとき、その瞬間に水を飲んでいることを自覚し、他は何も考えないでいることがマインドフルネスに水を飲んでいることになると述べています。心とからだを一つにして、自分の存在にすべてを水に向ければ、そこに**気づき**と**集中**があり、水は口だけでなく、からだと心も使って飲むもので、これが「〝**今、この瞬間**〟を大切にする生き方」、すなわちマインドフルネスというのです。それなら、すべての事柄にも当てはまりませんか。人を観察するときも、自分の今の状態がどのようなものであっても、良い悪い、好き嫌いなどの評価や判断を一切せず、完全に受け入れる気持ちで、その状態をありのままに観察することがマインドフルネスを構成する重要な要素のようです。ある場所からある場所へ移動するとき、**歩く瞑想**ができるのだそうです。これもNHKの**唯識に生きる**の第4回**深層からの健康**の中で、歩く瞑想が紹介されていました。あらゆる雑念を取り払い、ただ歩くことです。もちろん道路などでは交通事故にあわないように注意しなくてはなりませんが。

ハン師の著『**般若心経**』には、食事をするときにもマインドフルネスが実践できると述べています。マインドフルネスに食べるとたくさんの喜びと幸せが得られるとのこと。仏教の伝統では、食べることは深淵なる修行とされているそうです。まず、安定して座り、食べ物をよく見る、次に**気づき**をもって微笑みかける、目の前の食べ物は、大地と空（宇宙）を代表する使者として手向けられたものと**気づく**。1本の**さやいん**

げんであれば、それを深く見つめれば、そこには雲が浮かんで見える、太陽の光や雨も見える。さやいんげんが大地と空の一部であることに**気づく**。口の中に入れるとき、「これは、さやいんげんである」と気づく。それ以外のものは一切口に入れない、噛むときもさやいんげんだけを噛む、心配事や怒りを噛むのではない、100%、注意して噛む、すると大地、空、育てた農夫、料理した人とのつながりを感じる、このようにして食べると、安定感、自由、喜びが育まれ、それにより心身を養うことができる、これがマインドフルネスに食事をしたことになるというのです。これと全く同じように**唯識に生きる**の第3回**唯識を体得する**の中で、干しブドウを見つめ、口に入れるとき、**気づく**ように指導しているシーンがありました。

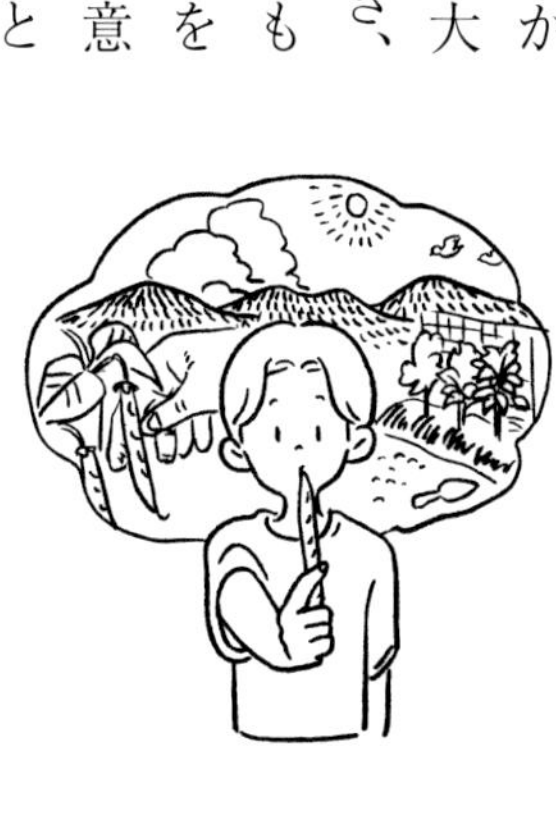

マインドフルネスは、唯識思想に基づいているようです。ハン師の『**般若心経**』をよく読み、**唯識に生きる**を視聴していますと、五感健康法にも通じると**気づき**ます。五感の対象であります景観、音楽、写経の書、食事、動・植物に対してマインドフルネスに接していけば、**メンタルヘルス不全対策**にもなり、**生活習慣病予防**にもつなが

るのではないでしょうか。

第4節　音と色と光

1．音彩セラピーとは

２０１８年出版の拙著『五感健康法あれこれⅡ』に、**音彩セラピー**とはというコラムを掲載しています。その全文を再掲します。

315　音彩セラピーとは

２００２年９月出版の拙著『五感健康法のすすめ』の第7章3の「香りの健康法」に、旧高鷲村の「牧歌の里のアロマ館」のことを「館内にはラベンダーの香りと音楽が流れていた。ゆったりとした寝椅子に横たわると、正面のスクリーンに美しい画像が映し出された。10分か15分ほどだったが、気持ちよくなり、うとうとしてきた。なかなかよい健康法と思った。**色嗅現象**による複合効果によるものか」と記述している。

◇

6月、書店店頭で喜多嶋修氏の**音彩セラピー（ミュージカラーセラピー）DVD**が目に留まった。さっそく入手し、自宅で視聴してみたところ、牧歌の里の「アロマ館」での体感が蘇った。視覚と聴覚と二重に快適な刺激を与えるので、**色聴効果**を狙った優れた五感健康法の一種だ。自律神経のバランスが正常化し、自然治癒力が高まるというのである。

◇

音彩セラピーを糖尿病、インフルエンザ、高血圧の治療法（補完療法）としている医療機関があるようだが、五感健康法を推進している立場では、セラピーではなく音彩健康法とし、血圧の安定、ストレスの軽減、自然治癒力の向上のために推奨してはいかがか。

（2014年7月25日）

拙著『五感健康法あれこれⅡ』から引用

音楽家であり、音楽療法士でもある喜多嶋修氏のDVDブックによりますと、「**音彩セラピー（ミュージカラーセラピー）**は音楽によるサ**ウンドセラピー**と、映像による**カラーセラピー**を融合した画期的な療法」というのです。**ミュージックセラピー**もカラーセラピーも過去の豊富なエビデンスに基づき、福祉施設や医療機関で大々的に実践されている療法です。音彩セラピーは、色彩と音を融合したところにオリジナリティがあります。

本書の第3章第1節3に記しましたように、視覚、聴覚に限らず、五感（嗅覚は例外）はすべて脳幹の視床を経由して、後頭葉や側頭葉の大脳皮質の感覚野で感知されますが、五感から得た情報は、自律神経の中枢である視床下部にも**扁桃体**を経由して入力されます。また別に、**側坐核**を経由しても入力されますので、**報酬系**の回路システム内にも入っていきます。美しい景観を眺め、リズミカルな音楽を聴けば、二重の快感となりますので、音彩効果は極めて大きいと思われます。本項冒頭の私のコラムに、色彩とラベンダー臭の**色嗅現象**が複合効果をもたらすと記述しましたが、この音彩セラピーは視覚と聴覚の融合したもので、効果は抜群と思われます。

２０１２年出版の『五感健康法あれこれ』のコラム№０５７**五感と健脳食**の冒頭に「五感の働きは、視覚が87％、聴覚が７％、触覚が３％、嗅覚が２％占めているが、味覚はわずか１％占めているにすぎない。美味しいか不味いかは味覚よりも視覚、聴覚に左右されそうだ。五感はもともと生まれたときはゼロであるはずだが、家庭で育っていくうちに発達し磨かれていくものである……」と記述しましたように、音彩は、視覚と聴覚で90％以上の感覚を占めていますので、感覚の複合効果としては最大となります。

喜多嶋氏は、映像がなぜ心とからだに作用するのか、ＤＶＤブックで理論的に説明しています。すなわち、視覚と聴覚は、環境から、なんらかのエネルギーを目と耳で感じ取ったとき、脳がそれを情報処理して色彩と音として認識する仕組みになっているというのです。人間は、宇宙からのエネルギーをすべて、知覚することはできません。知覚できるのは、色と音だけです。エビの仲間であるシャコの眼は16色以上もの違った色を識別できる錐体細胞を有しているそうですが、人間は、赤、緑、青の基本３原色しか識別できません。人間の眼は、シャコにも劣るということです。一方、人間の聴覚は、嗅覚も同じですが、犬より相当に劣っています。宇宙は壮大な存在で、私たち人間は、さまざまなエネルギーを受けていますが、そのうち、一部の色と音を受けているにすぎません。

このエネルギーは、**波動**です。1秒当たりの振動数、すなわち**Hz（ヘルツ）**と、波と波の間の長さ、すなわち波長からなっています。色も音も10Hzから400テラ（10の12乗）Hzまで幅広い範囲の振動数ですので、音楽ではオクターブ、騒音ではdB（デシベル）という単位を用いています。喜多嶋氏は音楽家ですので、**オクターブ単位**を用いています。オクターブは、ドレミの「ド」から始まって次の上の高音の「ド」まで、1オクターブ上がったといいます。音は、4から15オクターブ、すなわち20Hzから20キロHzが人間の**可聴域**で、光は、49オクターブ（400テラHzから750テラHz）が人間の**可視光線**です。それ以外のオクターブは見えも聞こえもしないのです。特定の振動数の音と光が同調すれば、大きく脳に作用することでしょう。

倍音という言葉があります。これは、音色に関わる要素で、ある音を出したときに、**基音**、これは基本となる周波数といいますが、この他にいくつも生じている周波数のことを指します。ある楽器で、ドレミの「ラ」を出したとき、これは440Hzですが、この周波数以外にさまざまな周波数を含んでいます。基音以外を倍音といいますが、その倍音が、基音の整数倍になっていると、鐘のように調和がとれた響きのよい音色になります。倍音が乏しい音は、不自然で不快に感じられますが、倍音が豊富であれば、自然的で心地よく感じられます。豊富な倍音を持った音は、周波数同士が**共鳴**し合って高いエネルギーを発生させ、心身によい影響を及ぼすようです。

すべてのエネルギーには極性があります。色も、プラスである赤からマイナスの紫へと並んでいます。この極性をもつエネルギーは、体液の酸とアルカリのバランスに影響します。例えば、体液の酸度が高ければ、炎症や熱、腫れを引き起こします。色でいえば赤が過剰なので、青のエネルギーでバランスを取る必要があります。

次項の**カラーセラピーとは**でも述べますが、体内のエネルギーの出入り口を**チャクラ**（サンスクリット語で車輪を意味しています）といいます。チャクラが同調する色が重要になります。こうした考え方に基づいて、同調した色と音の情報を大脳の視床下部に送ると、自律神経が体内のバランスを整えるというのです。

自律神経の乱れが関わると、からだの不調が生じますので、音彩セラピーで**自律神経のバランス**を整え、免疫の働きを活性化させ、**免疫力**を高め、**自然治癒力**を高めることができるというのが理論づけした音彩セラピーです。五感健康法と全く同じ理論です。五感健康法の場合は、視覚と聴覚に限定しないで、五感すべてを同調させようとするものです。ただし、嗅覚、味覚には波長がありませんので、同調とはいえませんが。

視交叉上核は、本節の３**松果体とは**の項で述べるつもりですが、体内時計をつかさどる部位です。ここを含む視床下部は、生命の維持にとって最も重要な**ホメオスタシス（恒常性維持）**を担う中枢です。恒常性維持は、第３章第５節で詳細に記述してきましたように、外部の環境の変化に対応して体内環境を一定に維持しようとする働きのことです。この働きは、自律神経系、免疫系、ホルモン系の相互作用とそのバランスによって維持されています。その調節は、視床下部に入ってきた、心地よい五感からの情報に基づいています。

喜多嶋氏が作成した音彩セラピーＤＶＤの映像や音楽には、コンピュータ・グラフィックスやシンセサイザーが用いられていますが、大半は美しい自然の映像、生楽器や自然音によって構成されています。自然と触れ合うのと同様に、昼食後、休憩時間、就寝前など、最もリラックスしたいとき、できれば、日中１回と就寝前１回の計

2回、視聴すれば効果的といっています。

喜多嶋氏のDVDブックの中で、医学的解説をしている松生恒夫・松生クリニック院長は、彼のクリニックで**高血圧症**の患者7人に、20～33日の間、毎日寝る約60分前に外部刺激を遮断した個室で映像（DVD）の**不眠・イライラに効く**映像を視聴してもらったところ、程度の差はあるものの、7人全員に血圧降下と心拍数低下がみられたとのことです。7人のうち、最も顕著な効果が出たケースでは、「視聴後、眠りにつきやすい」、「気分がとても心地よくなる」、「心が軽くなる」といったコメントを発したそうです。

2．カラーセラピーとは

カラーセラピーとは、色彩の持つ心理的効果を利用して心とからだのバランスを整えていくことを目的とした療法のことです。医療機関や福祉施設などでも色彩のもつ心理的効果を生かしたカラーセラピーが導入されています。

目に映る色（周波数）は、人間のからだにさまざまな影響を及ぼします。赤を見ると人を興奮させるアドレナリンを分泌させます。ピンク色ですと女性ホルモンの分泌を高めるというように、色は脳を介してホルモンの分泌を促し、からだに影響を与えています。

人間のからだには、前項でも触れました、**七つのチャクラ**があり、そのチャクラからそれぞれの色をしたエネルギーが出入りしているとされています。からだの中心軸、つまり尾てい骨から頭頂部までのからだの中心線である脊柱に沿って、七つのチャクラは違った波長をもち、違ったエネルギーを発し、それに沿って異なった色をしています。上に向かって下から**赤**（肛門、性器）、**オレンジ**（丹田、腎臓）、**黄**（みぞおち、胃腸、肝臓、脾臓）、**緑**（胸、心臓、肺）、**青**（のど、甲状腺、咽頭）、**藍**（眉間、眼、神経）で、頭頂部が**紫**（脳）の色です。色の後ろの（　）内に関連する臓器名を記しました。この色は、各チャクラと同調している色です。例えば、第4チャクラは緑ですが、心臓や呼吸器に対応していますので、緑のエネルギーを補充しますと、そのチャクラが反応して心身のバランスを整えます。

七つのチャクラの中で眉間の中心にあるサードアイチャクラ（下から第6チャクラ）は**第3の目**といわれますように、私たちの知識や認識に関係しています。このチャク

第7チャクラ

[場所]脳
[色]紫

第6チャクラ

[場所]眉間、眼、神経
[色]藍

第5チャクラ

[場所]のど、甲状腺、咽頭
[色]青

第4チャクラ

[場所]胸、心臓、肺
[色]緑

第3チャクラ

[場所]みぞおち、胃腸、肝臓、脾臓
[色]黄

第2チャクラ

[場所]下腹部(丹田、腎臓)
[色]オレンジ

第1チャクラ

[場所]肛門と性器の間
[色]赤

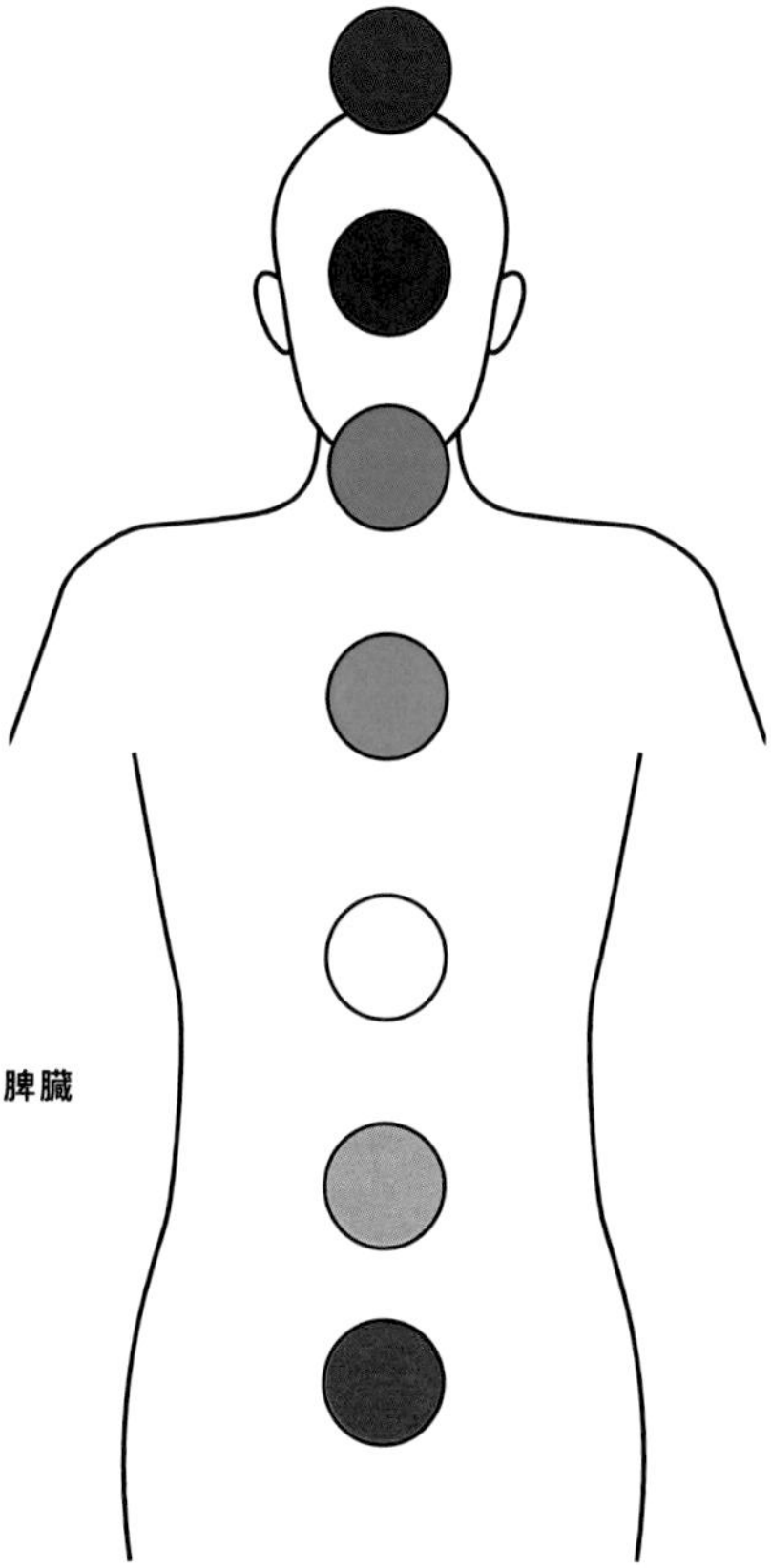

ラのエネルギーの流れが阻害されますと、からだに関係した疾患にかかりやすくなり、五感それぞれの感覚が鈍くなり周囲がぼんやりしてくるといわれています。このサードアイチャクラは、次項で述べます脳の**松果体**に通じています。

拙著『**五感健康法あれこれⅢ**』の№４２３に「**色彩と健康**」**から五感健康法セミナー**というコラムを掲載しています。そこには、第二のチャクラ、オレンジと健康について記述しています。また、本章第7節の**五感健康法セミナー開催**への橋渡しとなっている記述もしています。このコラムの全文を次に再掲します。

423　「色彩と健康」から五感健康法セミナー

２００３年夏、当時、ご健在であったホテル**せいらん**の後藤明社長と五感健康法について歓談中、パティオカラールームのカラーコーディネータ、船橋あつこさんの指導で、食堂の壁をオレンジ色にしたとの話を伺った。

◇

オレンジ色は、腎臓に働きかけ、クリエーティブな考えを助長する色らしい。

食欲をそそる色で、暖かさを感じさせる暖色の代表。生理的に食欲不振を治す作用があるよう。ファストフード店の店内にはオレンジ色の装飾が多く使われているようだ。この色は時間の流れを早く感じさせる作用があるので、客の回転を促す効果が期待できるとか。

◇

その年度、ホテル**せいらん**では船橋さんによる**いろいろな色（視覚）と健康**の講話と実技を始めとし、他の四つの感覚と健康について、6回シリーズの五感健康法セミナーを企画、開催することにした。翌2004年度も開催すべく準備途中、後藤社長が急逝されたが、追悼を兼ねて、その年度はセミナーを続行した。その後は残念ながら閉講。最近は、ぎふ綜合健診センター**けんさんの館**で五感健康法セミナーを開催している。

（2016年9月21日）

拙著『五感健康法あれこれⅢ』から引用

七つのチャクラには含まれていませんが、**ピンク色**は、自律神経、下垂体、松果体を刺激し、内分泌を活性化、若返り作用をもっているといわれています。ピンク色について、前述のオレンジ同様、以前、岐阜新聞の夕閑帳に載せましたコラムがありますので、全文を以下に掲載します。

027「ピンク色の力」

満開の桜並木のトンネルを散歩していると格別の癒やし感がある。ピンク色は愛情、優しさ、可愛らしさが感じられる。

◇

1970年代、ベトナム戦争の後遺症、麻薬の蔓延などで凶悪化した囚人たちをなだめるのに刑務所の壁をピンク色にすることで鎮静化に成功したとの記事をみたことがある。ピンクはレッドに光が入った色で、母の胎内にいた頃を思い出させる子宮の色、すなわち**胎内回帰現象**をもたらす色といわれている。

◇

ピンク色はカラーセラピーの中でももっとも優れた色といわれ、脳の活性化、老化防止、女性ホルモンの分泌を促し肌の若返りに効くなど医療、美容に大変注目されている。また、ドーパミンやβエンドルフィンなどの脳内物質が分泌されるらしい。刑務所のみならず老人ホームなどもピンク色の壁、介護者のピンクの作業衣などで、入所している高齢者たちが生き生きしてきて、認知症の症状も消えたという極端な話もある。

（2007年4月7日）

拙著『五感健康法あれこれⅡ』から引用

3．松果体とは

第3章第1節6に記述しましたが、**松果体**は、脳の中心の視床下部の下、脳下垂体の上にある赤灰色で、7~8ミリの小さな内分泌器官です。松果体は、夜になって太陽の光が減少すると、**メラトニン**を生成します。太陽の光を浴びると、**セロトニン**を生成します。このように日内リズムを生み出しています。

この松果体が、とてつもない力があると記述している著書がありました。松久正著『松果体革命　松果体を覚醒させ超人類になる！』（ナチュラルスピリット社、2018年）という著書です。この著書から五感健康と関係がありそうな部分を拾ってみます。松果体は、前項のカラーセラピーでいうサードアイチャクラ（**第3の目**）に通じているといわれますように、光に反応する器官で、これを構成している物質は**ケイ素**だそうです。

網膜は光を検出し、**視交叉上核**に直接信号を伝えます。神経線維は視交叉上核から室傍核に信号を伝え、**室傍核**は周期的な信号を脊髄に伝え、交感神経システムを経由して**上頸神経節**に伝えます。そこから松果体に信号が伝わるのだそうです。このメカニズムにより、松果体は概日リズムを調節するホルモン、メラトニンを分泌します。

最近は、この松果体自身に光を受容するレセプターが存在することが分かってきたといわれています。松果体の細胞が、目の光受容器の細胞と似ているらしく、光にさらされると、松果体には酵素、ホルモン、ニューロン受容体に連鎖反応が起きるものがあり、この反応が概日リズムの規則化を起こしていると考えられています。

概日リズムの機能は、網膜、視床下部によって起動され、視床下部、視交叉上核の中にリズムが伝えられるとされてきましたが、実験的には、松果体に直接、光を当てた場合も同じ反応がみられたという報告もあるようです。

松久氏の著書によりますと、人生に対して指令を出しているのは、目に見えない高**次元12重螺旋DNA**の情報とそこで働く**宇宙の叡智**だそうです。松果体を通過する宇宙の叡智が、人生とからだを規定する12重螺旋DNA情報の指令をコントロールしているからではないか、というのです。松果体が元気になれば免疫機能とエネルギー産生に大きく関係してきます。免疫機能とエネルギー産生が正しく働けば、健康が維持されるでしょう。それならば、松果体を元気に活性化させることの価値が十分にあるというわけです。

まず、松果体を活性化させるには、**穏やかな太陽を見ること**。松果体は光に反応して働く器官だからとか。光を見るとセロトニンを産生し、光がなくなればセロトニンからメラトニンに変換していきます。

松久氏は、著書の中で、松果体の活性化を振動数で説明しています。本節の1、2で述べました音彩セラピーやチャクラと根源は共通しています。宇宙の叡智も松果体のケイ素もエネルギー振動数で強弱を表現しています。ここでも喜多嶋氏同様に振動数の整数倍に増える**倍数効果**を担っています。人は固有振動数を持っています。頭は20Hz、胴、腹は3～9Hz、足は5～11Hzといわれています。乗り物による振動で、

4～10Hz付近が不快感な、はげしい周波数といわれています。その周波数がからだの固有振動と共鳴（共振）することを意味しています。私がドイツで行いました手腕系での共振周波数は、実験しました6・3～100Hzの範囲内では、10～16Hzでした。この周波数の力学的振動を受けますと、手腕系への影響が大きいわけです。乗り物では4～10Hz、手持ち振動工具としては10～16Hzは、共振しますと人体に力学的作用があり、悪い影響が出てきますので、避けたい振動周波数です。

人は、デルタ波（4Hz以下）、シータ波（4～7Hz）、アルファ波（7～14Hz）、ベータ波（14～30Hz）、ガンマ波（30Hz以上）の脳波を発しています。うち**アルファ波**がリラックスした状態の脳の状態のようです。インターネットで検索しますと、シューマン共鳴振動数の定義が述べられており、それによりますと、地球の地表と電離層との間で極極超長波が反射して、その波長がちょうど地球一周の距離の整数分の1に一致したもので、最も強い観測波が7・83Hzだそうです。この周波数が8・5Hzにアップしたという説もあるようですが。機械振動のように力学的に作用するのではなく、脳波と電磁波、すなわち宇宙からの電磁波とが共鳴しやすければ脳内に入りやすいでしょう。シューマン共鳴振動数は、人の固有振動数であります4～10Hzの枠内に入り、しかも脳波のアルファ波（7～14Hz）と一致しています。シューマン共鳴振動と同じ周波数の電磁波にリラックス効果や治癒効果があるといわれていますので、この電磁波が松果体を活性化させるのではないかと考えられます。しかし、それには科学的根拠はまだないようですが。ところが、松久氏は、地球の大地と共鳴する周波数（振動数）は、シューマン共鳴振動数の7・8Hz、松果体が活性化する周波数は936Hzで、シューマン共鳴振動数の120倍になり、さらに936Hzの倍数をのばしていけば、螺旋振動数が上がり、地球とつながり、免疫機能とエネルギー産生が正しく働いているので科学的に説明できると述べています。

松果体は、第6チャクラ（約850Hz＝858＝7・8×110×整数）の位置にありますが、エネルギー的には第7チャクラ（約950Hz＝936＝7・8×120×整数）の役割をして、宇宙の叡智を受け取るのだそうです。地球とつながる振動数である7・8Hzの倍数で、それぞれのチャクラのレベルの振動数が成り立つのが理想的といっています。チャクラのそれぞれの振動数は、**ソルフェジオ振動数**（**周波数**）とも、また、**色**とも関係しています。それらの組み合わせが、からだの理想的トーンをつくるのだそうです。基礎振動数をそれぞれ10の12乗倍にすると、チャクラの色に対応する光の色の振動数になり、基礎振動数は、脊髄の中を通る、からだのソウルウェイブで、それぞれのチャクラ領域の免疫力を整え、ＤＮＡの修復を促進するといっています。そして、うれしいとか心地よいとかポジティブな言葉は、振動数を高め、エネルギーを高めるようですので、ポジティブ・シンキングは松果体活性化にも働くようです。前節の唯識思想の正問薫習と一致します。

なお、先に記述しました「**ソルフェジオ**」について、少し説明しておきます。この「ソルフェジオ」とは、フランス語で「ソルフェージュ＝音階」を意味し、「ソルフェジオ周波数」とは、九つの周波数、すなわち、１７４Hz、２８５Hz、３９６Hz、４１７Hz、５２８Hz、６３９Hz、７４１Hz、８５２Hz、９５６Hzを指しています。この九つのうち、基本となる周波数は５２８Hzで、これは、過度なストレスにさらされ、傷ついたり、壊れたりした細胞のＤＮＡを修復するといわれています。ソルフェジオ周波数という音階が心身に大きく影響し、自然療法の分野で話題を呼んでいるようです。また、ソルフェジオ周波数のうち、**松果体**に関連するのは、周波数８５２Hzで、これは、直感力を覚醒させる周波数で、脳の奥に位置する松果体を活性化させ、洞察力、直感力を高めるといわれています。８５２Hz（第６チャクラ）を含めた５２８Hzからのソルフェジオ・ヒーリング・メロディーは、澄んだ空気の中にいるような爽やかな感じになり、思考がクリアになったように雑念が取り払われ、リフレッシュ感が得られるようです。この音楽を、寝る前、お風呂の中、あるいはソファやリクライニングチェアに座って、聴くと効果的とのことです。

蛇足ですが、ソルフェジオ周波数は、癒やしの音楽として知られるローマカトリック教会の典礼、男声の斉唱による**グレゴリオ聖歌**に当てはまっているようです。またソルフェジオ周波数でつくられた音楽の一つに、ビートルズのトゥモロー・ネヴァー・ノウズ（Tomorrow Never Knows）があげられるようです。

第5節　芸術健康法

1．芸術と五感

芸術は、広辞苑では「**一定の材料、技巧、様式などによる美の創作、表現**」といっています。**芸術**は造形芸術、表情芸術、音響芸術、言語芸術、また時間芸術、空間芸術などに分けられるようです。

芸は、修練によって得た技能、学問、技をいい、**技芸**は美術工芸など芸術方面に関わる技術のことをいいます。絵画、彫刻、陶磁器、舞踊、歌舞伎、狂言、落語、漫才、講談、演奏など多くの芸術があります。

人々は、芸術では、常に**美を追求**します。美しいものを好み、美しくありたいと願うものです。人々は、文学、絵画、彫刻、音楽など、さまざまな分野の芸術を古代から創作し、それに魅了してきました。第3章第8節に記述しましたように、**美しい**ということは、脳内の扁桃体、側坐核、腹側被蓋野、眼窩前頭前野などが関与して判断されます。脳内の各部位にドーパミンが作動して前頭前野が活性化され、精神活動の高揚や創造性に働きますが、**眼窩前頭前野**では五感からの情報を収斂して報酬系を活性化させます。

美は、精神障害などへの心理療法には重要ですし、心の苦悩の癒やし、からだの苦痛からの解放という意味でも軽視できません。

治療の一環としてみるならば、出来上がった作品をみるという結果よりも、作品をつくっている過程をみることの方が重要な場合が多い、といわれています。

芸術療法は、アリストテレスの時代からあるようです。無意識によって抑圧されていたり、意識的に抑えられていて、表現されないでいた感情、思考、体験が芸術などで勢いよく表現されたとき、すっきりした気分になることがあります。これを**カタルシス**、**浄化作用**といっていますが、気分をすっきりさせる芸術に音楽、絵画、箱庭、粘土、彫刻、写真、陶芸、コラージュ（フランス語で糊づけの意味。画面に印刷物、布、針金、木片、砂、木の葉などを糊づけて構成する絵画技法）、連歌、詩歌、俳句、なぐり書き、心理劇、舞踊、ダンスなどが挙げられます。

この芸術療法は、精神科領域での治療に広く用いられています。芸術療法士という専門職も欧米では正規化しているほどです。

芸術のいずれも五感を刺激します。五感を刺激することは、その情報が、視覚なら後頭葉、聴覚なら側頭葉を起点に頭頂葉、さらに前頭前野へと大脳全体に広がり、そして脳の活性化につながりますので、精神療法として芸術療法（五感療法）が用いられてきています。それ故に精神障害に至っていない人たちにはメンタルヘルス不全対策として芸術健康法（五感健康法）を勧めることができます。

芸術には好き嫌いがあります。ｆＭＲＩ（磁気共鳴機能画像法）を使って、好き嫌いを感じる時の脳の活動を分析した報告があります。それによりますと、**好きな場合**に活発になるのは、大脳の**後頭葉**の視覚感覚野や**側頭葉**で形の判断と関係する部位、つまり視覚というかなり直感的に働く部位であり、他方、**嫌いな場合**は、大脳の**側頭葉**にあり、**言葉**の理解と関係する部位であるとのことです。嫌いの感情は言語と同様に過去の記憶と合わせた論理的な判断で起きるとの結果が報告されています。しかし、好きは、視覚うんぬんと単純なものばかりでなく、あこがれ、片思い、情熱的な愛などでは、恐怖感ともども自律神経の中枢である視床下部や扁桃体など大脳辺縁系も関与しているらしいので、人は複雑な情報処理をして脳のさまざまな部位がからみ合い、感情を生み出しているようです。当然のことですが、嫌いなことより好きな芸術を見つけ、それに情熱を注ぐことが健康法になります。

本章第3節で触れました唯識思想では、芸術の好き嫌いのメカニズムを以下のように考察しています。前述の横山教授の著書の中で、彼自身の体験が例示されています。彼は、子どものころは音楽や芸術に弱く才能がないと思い込んでいましたが、大人になって、「宇宙の中にあるすべてのものは自分の心がつくり出しているという教理（一

人一宇宙)」に気づいてから、好き嫌いの発想の転換があったようです。つまりベートーヴェンが作曲した曲（作曲するときの生みの苦しみ）を演奏家により演奏されたこと(作曲者の意をくみ、工夫しての演奏）をベートーヴェンと演奏家の努力を縁（**増上縁**）として、表層の耳（聴覚）に入った曲を、根本心である阿頼耶識（**一切種子識**）を因として、自分の心の中で再生、再現したとのことです。つまり心の中でつくり出された曲が再現されたのです。同じように、モネが描いたすばらしい睡蓮の絵を鑑賞して愛でているときも、モネが過去に描いたものを縁に心に再現したようです。彼は自分には再現する力があるので、音楽や芸術が苦手という思い込みを新しい目で見直すことになったと述懐しています。つまり感動する映像を自分の心の中につくり出し、再現する力が自分の心の中にあることを認識して、もう音楽や芸術の才能がないと卑屈になることはやめようと思ったとか。

私自身、横山教授のように座禅も瞑想も経験していませんし、一人一宇宙という観念もありませんが、幼いころ、家業に振り回されていた両親から音楽や芸術に無縁状態で育てられたためでしょうか、音楽や芸術にさして興味もなく無関心に過ごしてきましたが、田舎の親元を離れ、岐阜の大学に入って、下宿の主人や家庭教師に入った子どもの親御さんたちから感化され、環境が大きく変化して、心の中も変化して、音楽や芸術に関心を持つようになりました。芸術には食わず嫌いということがありそうです。音楽や芸術は、接していれば接しているほど興味が湧いてくるもののようです。

2. 美術文化健康法

美が、精神療法の中では重要であることは前述したとおりです。

宗教家岡田茂吉氏が創設しました**岡田式健康法**の中に、**美術文化法**があります。美術文化法とは、美しいものが人間の心身の健康によい影響を与えるという考え方に基づき、さまざまな芸術的な行為を楽しく日常の中に取り入れようとするものです。舞踊家、歌舞伎役者、芸妓、宝塚歌劇スターたちは、いずれも鍛え抜いた舞踊、技を披露してくれます。料理人は厳しい修業で鍛え抜いた技で作る料理も芸術的で、美しく、美味で即食欲をそそるものを提供してくれます。芸術は、演じる者には、いずれもすばらしい健康法でありますが、受け手側にとっても、日ごろ、受けている苦悩の解放になります。

日本舞踊は、伝統的な舞踊で、大きく分けて、**舞い**、**踊り**、**振り**に分けられるようです。**舞い**は歌や音楽に合わせて、すり足や静かな動作で舞台を回るもの、**踊り**は、軽快に足を踏み鳴らして拍子を取りながら動きのある手振り身振りでうねり回るもの、**振り**は、日常的な動きや**しぐさ**を舞踊として表現するもののようです。指先をしっかり伸ばし、見つめることが基本で、美しく、しなやかさを表現するのが重要なことのようです。

毎年、11月ごろ、「岐阜芸妓をどりを愉しむ集い」が岐阜市で開催されています。私は、ここ数年、鑑賞していますが、１９９６年には文部科学大臣奨励賞に輝いたほど、見事に鍛え抜かれた舞踊を披露してくれています。

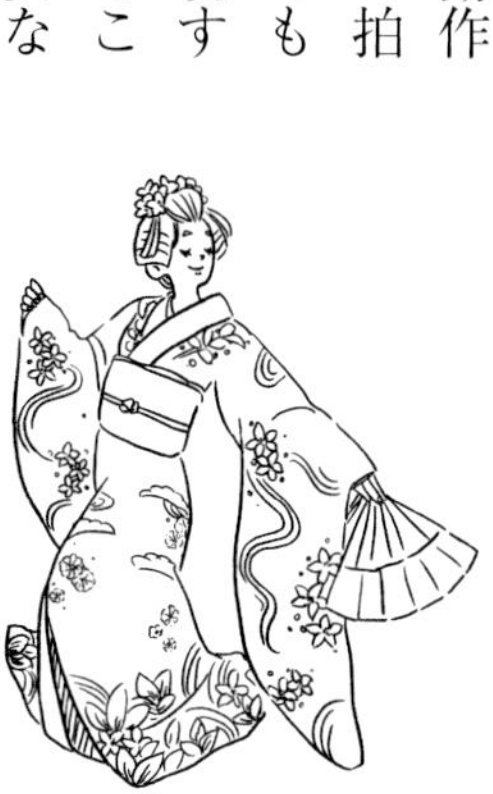

邦舞は、美しい立ち居振る舞いの仕方、所作、正しい姿勢が求められ、全身の筋肉を使い、**有酸素運動**になるようなので、芸妓たちには、稽古によるからだへの負担は大きいようですが、最上の健康法ではないでしょうか。私たち観客側には、視覚、聴覚など五感に快適な刺激を与えてくれる美術文化健康法になります。

絵画療法という言葉があります。これは、20年ほど前、南飛騨健康保養地構想の発足当初、精神科医の委員から聞いたのが最初でした。

絵画は、上手、下手は別として、だれでも比較的、取り組みやすいものです。また、**心理テスト**としても利用されています。何よりも興味深いのは、過去の芸術家や天才たちの個性、創造性を精神医学や心理学的に分析していることです。特に絵画において顕著な研究があり、評価法も定まっているようです。

児童絵画の中に**黒色**が多いと、その児童は心理的な圧迫を受けているのではないかといわれます。私の孫のうちの一人も園児のころ、幼稚園でいじめにあい、そこへは行きたくないと駄々をこねていましたころ、黒一色の絵を描いていました。その後、転園して、しばらくしてから描いた絵は色鮮やかな色づかいになってきましたので、これは納得できる心理的評価法となるように当時、感じました。

以前、中津川市の延暦寺広済寮という特別養護老人ホームの五感健康法モデル事業の報告を聞いたことがあります。絵画教室を週1回木曜日に開催していたとのことです。コウゾの皮むき、紙すき、そこから和紙をつくり、つくった和紙に絵を描くまでの工程を絵画教室参加者に対して、全作業工程を通しての効果を検討した報告でした。この作業に入る前と後で生活リズム、食欲、意欲、睡眠、表情をみて、会話を聞いて、その作業後、参加者たちを観察しますと、自発的に絵を描いており、かつ意欲的になったようです。にこにこして明るい顔をしている、よく話すようになったなど、好転したとの報告でした。以前は暗い絵だったのに、絵の色彩がよく、客観的にみて、非常に明るい絵になったようです。絵画は精神的開眼に威力を発揮するもので、メンタルヘルス不全対策に十分なっていたようです。

美術館で絵画のみならず、彫刻の鑑賞もあります。美術工芸は、いずれも岡田式健康法に含まれています。

3. 詩歌健康法

芸術には、何かを作成することによりカタルシス（すっきりさせる）が生ずるものがあります。第1章に登場いただきました小山田隆明岐阜大学名誉教授は、詩歌、俳句は心理療法となるとし、膨大な文献に基づき、詳細に症例検討された著書『**詩歌療法**』（新曜社、2012年）を出版されています。その後、詩歌の心理治療的な効果を体系的に説明した『**詩歌療法の理論**』（新曜社、2022年）を出版されています。これらの著書によりますと、詩歌療法には、二つの主要な効果があることがわかったようです。一つは鬱積《うっせき》した**感情の解放**であり、もう一つはそうした感情を生じさせている事象の**認知の変容**と述べています。詩歌療法の**感情の解放**は、カタルシスの1次過程に過ぎず、その原因を除去・消失させることはできないようです。原因の除去・消失させるには2次過程が必要になってきます。例えば、うつ的症状を有する人が、心身の苦痛と激しい感情を詩歌に表出できる、感情を言葉に表現することによって、鬱積した感情を開放し、心理的な緊張を低下させ、作歌（作詩）すること（1次過程）から、作歌を繰り返すことで自分についての**認知を変容**させ、精神的苦痛を持つものとして、観念して生きていく（2次過程）ことです。2次過程を通して、これまでとは異なる新たな人生の目的を見出し、心理的な安定が得られます。カタルシスの2次過程は精神疾患の患者に対しての療法としては必須のことのようです。

健常者の認知症予防、または健康の保持増進のための健康法としては1次過程、すなわち内向きで外部に表現できない人には、まず詩歌、俳句などで存分に表現していくことが、憂さ晴らしとなり、内向きの考え方から脱却できるのではないでしょうか。

これは詩歌療法ではなく詩歌健康法となります。作歌で心が晴れ晴れしてくるもののようです。精神疾患がなくても性格が内向的であれば詩や俳句をつくることにより日ごろの憂さを晴らせるようです。

芸術すべてに共通することかもしれませんが、人の感情は個別的なので、集団としては適合しにくい療法もしくは健康法のように思われます。しかし、感情が類似な人たちが一堂に会し、同時に詩をつくる、句会形式の詩歌健康法をしていけば、ともに俳句を詠む、作詩していき、互いに感想を述べ合うことで共感が生じ他の人とコミュニケーションを改善、回復させれば、詩歌健康法は有意義なものとなるでしょう。優れた五感健康法になるのではないでしょうか。

吟行とは、詩歌を吟じながら歩くこと、和歌、俳句などをつくるために、景色のよい所や名所、旧跡に出かけることのようです。詩歌にしろ、俳句にしろ、内に秘めたものを表現するのに、まず、景観を五感から味わいながら創作することは脳の活性化に役立つのではないでしょうか。自然と触れ合い、**景観健康法**、**花見健康法**、史跡巡りなどを行うこと。すなわち五感健康法です。

第6節　健康を中心としたまちづくりビジョン

1．五感健康のまち

第1章第1節でも触れましたように、私は、1989年から数年間、岐阜県南飛騨健康保養地構想に関与しておりました。当初は、保養地構想というよりも療養地的発想の意見が懇談会では多く出されていました。日本では保養地はあまりなじみがなく、また一般の人たちは保養地にするにしても常に治療、療養、リハビリといった臨床医学的視点での要望をもっているようでした。ですから懇談会の席でも保養地に何をつくるべきかの議論の中で、認知症予防ですので、**芸術療法**が中心になり、絵画療法、音楽療法、食事療法、温泉療法、芳香療法など既存の療法名が頻繁に出てきていました。いわゆる**五感療法**でした。それぞれの療法は、精神科、整形外科、リハビリの世界では当たり前の療法ですし、それらには、それぞれエビデンスもあるようでした。さまざまな福祉施設ではすでに実践されていることばかりですので、何も目新しいことではありませんでした。

南飛騨の町村、当時は五つの町村でしたが、この五つの町村をまとめるには何が必要か、私なりに考えておりました。

H町に総合健康増進センターを構築したいということでしたが、隣のG町は歴史的に有名な温泉町ですので、南飛騨温泉保養地になってしまう雰囲気もありました。それではG町以外の町村の影が全く薄れてしまいます。できるだけ、それぞれの町村には特徴ある健康法を打ち出してほしい、それにはどうすればよいか思案しているとき、五感という言葉がひらめきました。

南飛騨、益田郡の町村がちょうど五つあり、五感を使うと町村数と同じ数なので、各町村が、もちろん他の感覚を用いてもよいけれど、主として、ある一つの感覚を選んで、その感覚を快適に刺激する施設、健康法を開発してもらってはどうか、そして総合健康増進センターは、五感を統括した脳に当たるのだということを念頭に入れておいたらどうか、と発想してみました。そのランドマークとして、第2章第2節3で触れました、フュッセンのノイシュヴァンシュタイン城を模したホテルかレストランを建設したらどうかと当時の衛生部長に提言していました。むしろ、その模倣城は総合健康増進センターにしたほうがよいとも考えておりました。そうすれば、それぞれの町村に特徴ある健康法が生まれて、綜合健康増進センターにベクトルを合わせて五感健康法が成立するような気がしていました。しかしながら、議論に入る前に私のイメージと異なった総合健康増進センターができてしまいました。

まもなく、この五町村は合併して下呂市になってしまいましたので、温泉をコンセプトとした保養地になってもしかたない雰囲気になりました。この合併の時点で、私の夢は完全に崩れ去ったのです。ともかく当時、私が描いていました南飛騨健康保養地構想は、次のようなものでした。

H町は、当時、益田郡の行政の中心地で、総合健康増進センターが設置されることになっていましたので、H町には、五感を取りまとめる**脳の役割**に当たる健康法の開発が求められますが、とりあえずH町は**視覚**を中心としたまちづくりを考えました。色彩関係、すなわち絵画、園芸、桜並木、休耕田を活用して、ラベンダー畑、菜の花畑、ソバ畑、ひまわり畑、チューリップ公園、コスモス公園などの色とりどりの**花壇**、**景観**など、美しく、魅力ある町にする。付録的に、音楽（昔の唱歌）、農村の匂い、おふくろの味（健康食）など過去を回顧できる施設を設置する。益田郡の地域柄、温泉も加えてもよいが、前記の場を巡る**アグリ・ツーリング**ができるようにする。絵画、彫刻、陶芸などの芸術、ストーン・ペインティング（当時、この作家が住んでいました）など選択的に体験できるようにする。健康増進センターを中心として、視覚からみた益田郡全域を巡るツーリングマップを作成する。

O町は、御嶽山への登山口ですので、**聴覚**を中心としたまちづくりを考えました。巌立狭の景観、**滝の音**、川のせせらぎ、鳥の鳴き声（さえずり）、森林内を吹き抜ける風の音などを耳に、滝からのマイナスイオンを浴びながら、森林からフィトンチッドの香りを嗅ぐなど森林浴ができるようにする。さらに屋内・屋外**音楽堂**での演奏、星空**観察**、日本の原風景のO温泉郷がありますので、そのまま温泉郷として発展させる。

K町は、**嗅覚**を中心としたまちづくりを考えました。アロマ、香、ハーブ茶、花茶、アロマ・マッサージの館を設置する。**アロマ入浴**、半身浴、足湯ができる施設を設置する。サイクリングロード、芝生の上での棒体操・ひも体操などができる場を設定する。色彩、香りを配慮した着付け教室、化粧教室などを開講する。

M村は、農村なので、**味覚**を中心としたまちづくりを考えてみました。食、すなわち、山菜料理、田舎料理、鮎料理、おふくろの味、ふるさとの味などを提供する。加えて**健脳食材**を発掘し、レストラン、食堂などの目玉メニューを創作する。各種の料理教室を開講する。清流を生かし**アユ釣り**、清流釣りの本場として、全国から釣り人を誘う。温泉宿泊施設を設置する。健康弁当などを考案して提供する。

G町は、歴史的に有名な温泉町ですので、伝統を重んじ、独自のまちづくりでよいのですが、強いて**触覚**を中心としたまちづくりを考えました。**温泉**以外に鍼灸マッサージ、動物介在健康法、足裏健康法、鉱泥法が受けられるようにする。朝露が踏める広場、伝統的な**踊り**、祭り、若者を呼ぶよさこいソーラン踊りなどができる場づくりを設定する。

この五つの町村を巡回できるルートを設定し、**シャトルサービス**をする。自家用車で好みのまちをスムーズに巡回できるようにする。すなわち、「**五感健康を巡る小さな旅**」ができる健康保養地を構想しておりました。

前記のようにしていけば、単に健康を提供するばかりでなく、五感健康に関連する**健康グッズ**などの開発、関連する産業の振興が図られ、地域町村内の人たちとの交流が盛んになり、また、他県から多くの人を呼ぶことにならないかとも考えていました。

愛知県蒲郡市に健康レクリエーション（本章第2節で触れました五感健康法に類似の健康法）の指導に行ってきた同僚が、蒲郡の旅館組合の方から、「一度、五感健康法の話が聞きたい」との伝言を受けたことがありました。その後、何の音沙汰もありませんが。

地元岐阜ではどうかと思い、岐阜市の若女将会に**五感健康法**に興味があるかないか打診してみました。岐阜市には、岐阜市・川原町界隈を中心に**長良川おんぱく**が開催されているので、**五感健康法**のことは先送りしたいとの返信でした。

岐阜市広報広聴課発行の小冊子によりますと、岐阜を楽しむ百の体験交流プログラムが実施されているようでした。そのプログラムには、岐阜の紅葉狩り、食べ歩き、温泉、エステ、金華山登山、神社仏閣参り、農園栽培体験などがあり、私どもが提唱している五感健康法とは、**温泉をコンセプト**とするか、**健康をコンセプト**とするかの違いがあるだけで、ほとんど類似しています。これでは事業が重複してしまいますので、**長良川おんぱく**を一層発展させていただくことにしました。

五感健康のまちで考えますと、五感に快適な刺激を与えることとしては、美術館、生け花、菜園、景観、音楽会、演奏会、香道、アロママッサージ、栄養に配慮した郷土料理を提供してくれるレストラン、温泉、**信長ゆかりの寺巡り**、神社仏閣参りの遊歩道などが挙げられます。

岐阜市川原町界隈で想定しますと、岐阜公園散策、金華山登山、岐阜市歴史博物館入館、長良川国際会議場で催されるイベントに参加、その他旅館などで聞香、アロマエステ、レストランで健康食・郷土料理、温泉入浴、動物介在健康法などの体験が挙げられます。

2. 五感健康の宿（旅館、ホテル）

観光旅行ガイドブックなどを眺めていますと、**五感**とか**健康**という活字が目につきます。旅行会社などの窓口で、**五感を通して健康を求めての旅**の旅先に、岐阜市を**五感健康法のまち**、または健康法の**法**を外して**五感健康のまち**として宣言してくれれば、旅人は集まるものと単純に考えておりました。同様に、**五感健康法の宿**、または**五感**

健康の宿として、X旅館やYホテルをPRしてくれれば、旅人が宿泊予約に殺到するように感じておりました。もっとも**健康**をコンセプトにするなら、岐阜は平均寿命が高いほうだとか、がん死亡率が低いほうとかの良好な**健康指標**があれば、集客に有効でしょうが。

川原町界隈には、すでに快適な五感刺激が揃っている旅館、ホテルがあります。週間、月間のプログラムなり、**五感**とか、**健康**という何らかのガイドがありますと、旅行計画を立てる際、宿泊所を決めやすいのではないでしょうか。**健康**に効くらしいと思うだけで、例えば、ここの温泉は**美容**に効きそうだ、**貧血**に効きそうだ、と聞くだけで、試してみたくなります。もちろん偽情報や誇大宣伝は慎まなくてはいけませんが。チェックイン時に、温泉の効果的な入浴法など、五感健康法として解説しておくのも一つの方法でしょう。

3．五感健康の温泉旅館

①五感健康のホテル

新元号、**令和**の発表がありました翌日、縁あって志摩観光ホテル・ザ・クラシックに一泊する機会を得ました。伊勢志摩は、２０１６年、ここでＧ７サミットが開催されてから世界的に知られるようになったようです。その会場となった志摩観光ホテルは風光明媚な英虞湾に面した高台に建っています。なかんずく、私が感激しましたのは、かねてから想定していました**五感健康のホテル**そのものではないかと感じたことです。館内には**五感**という言葉も**健康**という言葉もありませんでしたが、これぞ五感健康ではなかろうかと思えるものでした。つまり、窓から眺められる、朝夕の英虞湾の海と取り巻く緑、その中に点在する洋風に見える建物の風景は、人によっては日本の原風景といっているようですが、私には一見異国情緒漂うような景観に映りました。館内にはホテルオリジナルのアロマエッセンシャルオイルが漂っていました。館内アクティビティカレンダーによりますと、週1日、毎週、星空観察会を開催。また、週1日、毎週ジャズカルテットを開催。時にクラシックギターで奏でる世界の名曲の会を開催。音楽関係は有料になっているようです。月1回のペースで聞香体験。ここには温泉はありませんが、週1回以上のペースでリラクゼーションヨガを開催。その他、さまざまな五感刺激に関する体験、見学が企画されておりました。

以上のように、五感に心地よい刺激を与えるような催しを、宿泊者の好みに応じて選択できるようになっているのに感心しました。また、和洋中のレストランで、それぞれ地元食材の伊勢海老、アワビ、松阪牛、野菜などを極上の美味しさに調理し提供していました。なによりも体験、見学などのガイドが詳細に示されていることに感心しました。

②五感健康の旅館

長良川左岸の鵜飼観覧船のり場近くに**十八楼**という温泉旅館があります。私は、かねてから十八楼の「十八」の由来は何だろうかと興味を持っておりました。

たまたま、十八楼の女将、伊藤知子さんと懇談する機会がありましたので、早速、十八の由来を尋ねてみました。彼女によりますと、岐阜の郷土史研究者の協力を得て由来を調べたところ、おおよそ次のような由来があるとのことでした。貞享5（1688）年までさかのぼるのだそうです。この年、俳聖、**松尾芭蕉**が岐阜の俳人たちに招かれ妙照寺に逗留中、ある日、長良川を望む水楼に招かれ、美しい自然、幽玄な鵜飼、この町の風情に感じ入り**十八楼の記**を記したそうです。その記に、中国の景勝・**西湖十景**と**瀟湘**《しょうしょう》**八景**を合わせた十八景にちなみ、その水楼に名をつけるとするならば**十八楼**とでも言いたいと記し、「**この辺り　目に見ゆるもの　皆涼し**」の句で結んだそうです。

江戸時代、長良川の舟運は盛んで、当時の中川原湊には舟宿が軒を連ねており、その一つが現十八楼の前身、山本屋で、その創業は天保期だったようです。天保14（1843）年9月、尾張藩主**徳川斉荘**《なりたか》が来岐し、夏の夜の鵜飼情景、特に山本屋の水楼から眺めた風情は瀟湘・西湖の十八景以上で、南都八景と近江八景をも合わせた三十四の美景といわれ、芭蕉のいう十八楼でなく三**十四楼**というべきといわれたとのことです。万延元（1860）年の夏、山本屋当主が、三**十四楼記**を書くように、ある文人に乞うたそうですが、残念ながらその文人の名は不明のままとのこと。だが、その時書かれた三**十四楼記**は十八楼に保管されているようです。

その万延元（1860）年に、山本屋当主は、屋号を芭蕉のいう十八楼に改名して、その年を十八楼の創業年として初代当主となったようです。長々と十八の由来を書きましたが、十八楼は、芭蕉との縁をより強くした屋号です。因みに、十八楼は**創業年**を西暦で読みますと、**1860**（ジュウハチロオー）と語呂がぴったり合います。

十八楼の中庭には芭蕉の**句碑**があり、十八楼のロビーの壁には**十八楼の記**の碑文が、刻まれています。
十八楼は、70年代の高度成長期には、増改築して県下屈指の大規模観光ホテルとなっていたそうですが、現当主になってからは、川原町を往年の風情を残すことを目的とした**まちづくり会**を発足させ、十八楼を川原町の情緒を取り入れた和風旅館に改築し、老舗旅館としてきたとのことです。今や観光経済新聞社お墨付きの人気温泉旅館となっています。

岐阜大学で私が属していた研究室の同門会を、10年以上前から、決まって毎年5月に十八楼で開催しています。総会後の懇親会での会席料理には、いつも満喫しております。昼の十八楼の良さは実感していますが、夕時の雰囲気は全く分からず、三重県の津に住んでいた娘家族が、毎正月、数年間、十八楼に宿泊していましたので、娘たちから宿の雰囲気を多少は聞いていました。

私は、２０１６年に妻を亡くしてから、長良川河畔のマンションに越してきました。以来、長良川越しに十八楼をいつも眺めています。妻が体調を崩してから数えますと

10年以上、正月らしい正月を迎えたことがありませんでした。一度は十八楼で元旦を迎えたいと思い、宿泊予約を願いましたが、GO TOトラベルの影響で満室とのこと。ところが、幸いなことに12月16日になって、一室キャンセルが出たとの案内で、十八楼で年越しができることになりました。

雪の降りしきる31日、十八楼の玄関わきには長良川温泉の足湯ならぬ**手湯**がありますが、あいにくコロナ禍のため、残念ながら使用できず、直接、玄関を潜ると、着物姿がよく似合う女将の出迎えを受け、奥に進むと高級料亭を連想させるような香の匂いが、マスク越しに漂ってきました。同時に、なぜか琴の音が聞こえているような錯覚を抱きました。浴衣コーナーで、部屋担当者にサイズに合わせた浴衣を選んでもらいました。女性はカラフルな浴衣を好みに応じて選択できるようです。落ち着いた色調の木の格子づくりの壁に沿って部屋に入りますと、イグサの匂い（森林のフィトンチッドの香り）が漂っていました。5月から10月なら浴衣姿で鵜飼い見物や街並み散策に出かけるところですが。鵜飼見物のためには、館内専用の**鵜飼小路**を通って長良川、鵜飼観覧船のり場に出られるとのこと。この小路はやわらかい灯かりに照らされており雰囲気抜群のようです。

十八楼の特徴である**温泉**（単純鉄冷鉱泉）は、**川の瀬**、**川の音**という二つの湯処からなっています。当日、早速、2階の**川の瀬**（午後は男性）に入りました。露天風呂から長良川越しに私のマンションが見えましたが、一面、雪で白く覆われた眺めは、とても地元とは思えない雄大な景観に写りました。そこからステンドグラスや美濃和紙の照明、120年前、蔵に使用されていて再利用した柱、梁などエキゾチックな趣のする**蔵の湯**、ここは鉄泉ですが、ゆっくり入りました。元旦の朝、1階の**川の音**（午前は男性）に入りました。露天風呂に短時間だけ入ったあと、10種類の薬草をブレンドした**薬草風呂**（42℃）、続いて、乳白色の**シルキーバス**に入りました。さらに、**ぬるま湯**（39℃）にも入りました。これは、赤ちゃんから年寄りまで利用できる思いやりのある浴槽になっていますが、心臓病や高血圧症の客にもありがたい浴槽です。

夕食には、**飛騨牛**を中心に、地元ならではの素材が存分に使われた料理、特に十八楼名物、**飛騨牛の牛鍋**に満喫しました。すべての料理は美味でした。鵜飼いシーズンには**鮎**（**香魚**）が十八楼の名物として提供されるのでしょう。夕食後、数時間して、年越しそばをいただきました。着物姿の女将が率先して年越しそばを提供している姿に感動し、かつ、久方ぶりの年越し風景に郷愁に駆られました。元旦の朝、田舎出の私には、初めて味わう、いろいろなおせち料理に舌鼓を打ちました。

チェックアウト時、1階ロビーから、長良川や対岸一帯が、前日の**川の瀬**から見た雪景色とは異なり、積雪と横殴りの雪にすべてかき消されて、真っ白な背景に遠く山の稜線だけがぼんやり見えた壮大な景色を白色から緑色に置き換えて眺めていると き、３００年前、芭蕉が「このあたり目に見ゆるもの皆涼し（野も川も森も村々も遠い山もすべてがすがすがしい）」と一句、詠んだころの景観が蘇ってきたように感じました。

偶然、否、当時のコロナ禍では当然だったでしょうが、ＧＯ ＴＯトラベルが休止になったお陰で、十八楼に宿泊ができ幸運でした。可能なら連泊したい気持ちでした。究極の**五感健康の温泉旅館**と痛感しました。

なお、十八楼では、**川原町周辺散策ミニツアー**を開催しており、毎日17時から30分間、歴史案内人により趣のある川原町周辺を、楽しい話を交えながら散策しているようです。このほか子どもたちに楽しんでもらうために**川原町寺子屋**で地域の自然を紹介する青空教室を開催しているようです。

長良川河畔には、十八楼の女将が若女将のころから会長を務めています**長良川温泉若女将会**がありますが、この会が考案しましたオリジナルブレンド**紅茶**（長良川〜風の香り〜）は、お土産や各旅館・ホテルの喫茶コーナーで好評を博しているようです。私も試飲しましたが、まさに紅茶（色と美味）であり、**香茶**（アロマ）であると実感しました。第二弾として長良川〜苺の香り〜が用意されましたが、これも好評のようです。これらも五感健康に入ります。

若女将会は、令和に改元したのを記念して岐阜の名物、鮎菓子に**令和元年**の文字を入れることを企画して、限定販売したようです。このように若女将会は、どうすれば長良川温泉が知名度の高い観光地になるか、どうすれば岐阜の魅力が伝えられるか、工夫を凝らしているようです。

先に、伊勢の志摩観光ホテルを**五感健康のホテル**そのものと絶賛しましたが、十八楼の女将さんと懇談し、十八楼で年越しをしてみて、十八楼こそ、志摩観光ホテルに勝るとも劣らない**五感健康の旅館**と称し、川原町を**五感健康のまち**とし、街中通りを**五感健康のとおり**と称したいものです。

第7節　五感健康法セミナー

1．五感健康法セミナー開催の経緯

岐阜市日置江にある、**ぎふ綜合健診センター**は、岐阜県の産業経済の発展と豊かな暮らしづくりに貢献するために、適正な労働条件の確保、快適な職場環境づくりの推進、ゆとり・安全・健康の新しいサービスを提供し続けることで、働くすべてのヒトやその家族に、喜びを届けたいとの主旨で、１９７５年に設置された**健診・検査機関**です。

作業環境測定、健康診断（一般健診、特殊健康診断、生活習慣病予防健診など）、人間ドックなどが行われています。健康診断には県内全域への巡回健診、施設内健診

などがあります。

私は、2013年、東海学院大学を退職した後、定職がなくなりましたので、この健診センターでの人間ドック部門の健診業務に不定期ながら就くことになりました。健診医として週2回程度、就く予定でしたが、月日が経つにつれ徐々に人間ドックでの健診が少なくなり、巡回健診が多くなってきました。2019年夏ごろ、右肩関節周囲炎（いわゆる五十肩、私の場合は八十肩）にかかり、しばらく右手が使えず、半年ほど健診業務から遠ざかっておりました。復帰してからは、人間ドックに年1、2回程度で、あとは施設内健診に週1回あるかないかの頻度就いています。今では、健診業務はほとんどなくなりました。

人間ドックの健診をし始めたころ、健診を受けにきているのに健康上の不安を抱えている人がいましたので、人間ドック受診者にドック終了後、まとめて昼食中もしくは昼食後、30分ほど健康講話を提供したいと、事務局に懇願してみました。その際、疾病予防のために五感健康法について講話するつもりでした。ところが、受診者は忙しくて昼食が終わるや否や職場に戻ってしまうので、講話をするといっても参加者は一人もいないとのことでした。ならば、公開講座 **五感健康法セミナー**を開催しようと思いつきました。このことにつきましては本章第4節の2でも触れています。2014年5月から、ぎふ綜合健診センターの**けんさんの館**において無料で、月1回のペースで、6回ほど、開催する計画を立てました。案の定、人間ドック受診者は皆無で、一般募集の高齢者の参加のみでした。数人が集まる程度と思っていましたが、ある月は20人、ある月は30人と予想外に多く申込みがあり、事務局は資料作りにうれしい悲鳴を上げていました。認知症、がん、糖尿病、高血圧症など6疾患、つまり1回1疾患を選び、それらの疾患の病態とその予防のための五感健康法について講話しました。翌年も講話開催の希望がありましたので、同様の企画で行い、その後毎年開催してきました。しかし、コロナ禍のため、2020年来、休止しています。

2. 五感健康法あれこれ

2019年は、趣向を変えて、病気のことは、病名程度にして、五感健康法そのものについての講話を企画してみました。月1回で6回、六つの健康法を題材に講話することにしました。それには私自身が行ってきました五感健康法も披露することにしました。先に発行しました『**五感健康法あれこれ**』のコラムに準じて、①**音彩セラピー**、②**回想と瞑想**、③**運動健康法**、④**健康食と健脳食**、⑤**自律神経刺激健康法**、⑥**アロマティック・ヘルス**の６題にしました。以下、６題の要旨を記述します。講話休止期間が長引いていますので、その後の知見も若干、加えています。

①**音彩セラピー**

これにつきましては、本章の第４節で詳述していますので、繰り返しになりますが、ここでは講話用に要旨を簡単に記述します。

五感健康法には**音楽健康法**、**色彩健康法**がありますが、音彩セラピーは両者を融合した健康法です。これは、色彩と音を融合したところにオリジナリティがあります。色も音も**波動**がエネルギーです。音は4から15オクターブが人間の**可聴域**で、**光**は49オクターブが人間の**可視光線**です。それ以外のオクターブは見えも聞こえもしないのです。特定な光の振動数と特定な音の振動数が同調すれば、大きく脳に作用して、活性化するはずです。

音の**基音**を、「ラ」としますと、４４０Hzで、この周波数以外にさまざまな周波数を含んでいます。含まれている周波数を**倍音**といいます。倍音が基音の整数倍になっていると調和がとれた響きのよい音色になります。倍音が豊富であれば、自然的で心地よく感じられます。

体内のエネルギーの出入り口を**チャクラ**といい、チャクラが同調する色が重要になります。虹と同様に、チャクラは尾てい骨から頭頂に向かって、赤、オレンジ、黄、緑、青、藍、紫と並んでいます。

1オクターブ下がると振動数は2分の1になりますので、各色の振動数を40回、2で割ると、その色と相関関係にある音の振動数が得られます。赤なら392Hz、すなわち「ソ」となります。第3の目、藍は「レ」、第7チャクラの紫は「ミ」となります。同調した色と音の情報が大脳の**視床下部**に送られますと、自律神経が体内でバランスを整えます。すなわち、免疫の働きが活性化し、**免疫力**を高め、**自然治癒力**を高めます。

喜多嶋修氏編集の音彩セラピーDVDの使用方法：映像時間は、「**イライラ、不眠**」編は3分24秒、「**うつ・不安**」編は5分15秒、「**食欲コントロール**」編は5分19秒ですので、「**イライラ、不眠**」編から「**食欲コントロール**」編まで約15分間でビデオを中心に視聴できます。

治験例：高血圧症患者7名を20～33日の間、毎日寝る60分前に外部刺激を遮断した個室で映像（DVD**イライラ、不眠**）編を視聴させ、その前後で血圧、心拍数を測定しました結果、7人とも、8～22日の間に、降圧効果、心拍数の低下がみられたようです。自覚的には「眠りにつきやすい」、「気分がよい」、「心地よくなった」、「心が軽くなった」などのコメントがあったようです。

私は、数年前からNHKBSプレミアムの「**クラシック倶楽部**」、続いて「**名曲アルバム**」を視聴しています。2019年正月、ウィーンフィルハーモニー管弦楽団の**ニューイヤー・コンサート**がNHKで放映されました。いくつかのワルツ、ポルカの演奏を放映3時間のうち、後の1時間ほど、録画しましたので、そこにありました「**美しき青きドナウ**」を毎日、再生（10分20秒）して視聴しています。2020年正月にも、やはりウィーンフィルハーモニー・ニューイヤー・コンサートが放映されましたので、今度はすべてを録画し、楽しんでいます。2021年正月もウィーンフィルハーモニーのコンサートが放映されましたので、これも録画しておきました。NHKでは、毎年、ウィーンフィルハーモニーを元旦に放映しているようです。また他に、モーツァルトの**アイネクライネナハトムジーク**やベートーヴェンの**運命**、**田園**のCDも聞いています。また、木村好夫～**ギターが奏でるこころの歌**～CDも聞いています。さらに、長良川国際会議場で開催される音楽祭、吹奏楽コンサート、各高校の演奏発表会など、時間があれば出かけています。２０２０年はコロナ禍の影響で、残念ながら一度も発表会などが開催されませんでした。最近は、マリンバコンサートにも出かけています。

②回想と瞑想

精神療法には森田療法、催眠療法、**自律訓練法**、内観療法、行動療法、認知療法、箱庭療法、**回想法**など多数の療法があります。

精神療法とは別に、先の節でも触れました**芸術療法**というものがあり、絵画療法、**詩歌療法**、俳句療法などが挙げられます。この芸術療法は、五感健康法の原点になるようなものです。

回想法は、アメリカの精神科医バトラーによって編み出された高齢者を対象とした精神療法といわれています。彼は、高齢者が人生を振り返るのは**自分らしさ**（アイデンティティー）をもう一度よみがえらせる、人生を総括することであり、それには回想が有効だと述べています。

私たちにとって、**老い**は宿命です。回想法はそんな人間の宿命の上に成り立っていますので、私たちは老いを一人一人お互いに見つめ合っていきたいものです。回想法は、**現実からの逃避**などと否定的に捉える人もいますが、そうではなくて、回想法は、無意識に起きる行為を利用して、対象者の**心理的安定**を促すことができるのです。このようにしていきますと不安感の軽減、意欲の向上、注意への関心の高まり、抑うつ症状の改善、発語回数の増加、問題行為の軽減などが期待できます。

家族やボランティアが、高齢者の回想に耳を傾けてあげると、高齢者は精神的な健康や満足感が得られるようです。これは、メンタルヘルス不全対策での**積極的傾聴法**に該当します。

回想法の大きな目標は、幼児期から現在に至るまでの**自分史**を振り返り、過去の問題を整理し、未解決の悩みを解決することで人格の統合を図ることです。

この治療法は高齢者を対象としていますので、老人病院、精神病院、特別養護老人ホームなどでよく行われています。

回想法のやり方としては、以下に述べますように、1回ごとにテーマを決めて、昔のおもちゃや遊び、また学校の話題など話し合い、実際に遊びをしたり、見たり聞いたりして1時間ぐらい昔を懐かしみます。記憶を確かめたり、その時代を思い出したりしながら、いまの自分を考えたり、人生全体をまとめて考えたりします。

回想を促す具体的な手がかりとして、女性にはお手玉や人形、まりを用いることがあります。一般には、懐かしい言葉（**方言**）、昔、口ずさんだ歌のメロディー、当時、漂っていた香りなど五感を刺激することで眠っていた記憶、過去の経験、エピソードが順に思い出されて、さまざまな情感がよみがえります。それらを友人、近所の人たちと語り合い回想することです。

回想法を始めるに当たっての話題のエピソードには、小学校時代の**運動会**、**学芸会**、**遠足**、**昔食べたもの**、中高生時代、大学生時代、**結婚**のこと、**子ども**の誕生、子どもの自立、子どもの現在・未来、**孫**の話題などがあります。相互に**共通の話題**でなくてはなりません。

評価には出席回数、発言回数、発言が積極的であったかどうか、中身は自慢話か、他との協調性はどうか、コミュニケーションがうまくいっているかなどを観察していきます。

6回ぐらいの経過観察でも、最終回にはニコニコしだしたり、自慢話をしだしたり、楽しそうだったり、などの変化がありますので、それをチェックします。回想法は認知症軽減に効果があるようです。主観的認知機能低下（SCD）、軽度認知障害（MCI）には有効のようです。

2018年春、私の故郷、愛知県新城市に孫の運転で、墓参りに行きました。このとき、昔なじみの人と回想ができないことにショックを受けました。

私は19歳で故郷を離れ、以来、帰省することもあまりなく、また、小学、中学、高校時代の友人関係が希薄で、同級会、同窓会などにも参加することなく過ごしてきました。1997年実父が、2014年実母が、2016年5月すぐ下の弟が、（その3か月後、妻が）他界していますので、今回、一括しての墓参りに故郷を訪ねましたが、私が暮らしていたころの知人・友人は、皆、家の中にいたのでしょう、だれとも出合うことはなく、道路ですれ違うのは次世代の人たちばかりになっており、時代の変化を感じ、浦島太郎の心境になりました。2022年には、二番目の弟も他界しました。残りは一番下の弟だけとなりました。寂しい限りです。

岐阜では、一時しのぎのコーポ暮らしだから町内会に入らなくてよい（大家の言）と言われて、ずるずると、つい30年以上過ごしてしまったことがたたり、近所には知人がほとんどなく、もちろん、親戚縁者もおりません。これでは他者との回想が全くできません。

妻とは結婚後の生活である、神岡、和歌山、ドイツなどでの暮らしの話題は共通していましたので、そのことについては50年間にわたり、和やかに回想できておりましたが、それでも小・中・高校など学校が妻とは異なりますので、生まれ故郷や学校関係の話はほとんどできませんでした。２０１６年に妻が他界してからは、金婚までの生活（約50年間）についての話題さえも、娘たちとは回想できなくなっています。

回想法をスムーズにするためには、私の失敗を反省、参考にして、青壮年時代から、帰郷を繰り返す、便りを頻繁にする、同窓会など積極的に参加する、五感からの感性を高めて、自分を思い出し、時代を思い出すようにする、日記をつける、社会的交流をする、コミュニケーションを取る、講習会、勉強会に積極的に参加する、など勧めたいことです。

一方、**瞑想**は、宗教的で五感健康法とは言いがたいものですが、メンタルヘルス不全対策には極めて重要な位置づけとなっています。最近では、企業などでも瞑想、マインドフルネスを仕事のパフォーマンスの向上に活用しているようです。私は、座禅を組んだ経験はありませんし、マインドフルネスも経験がありません。

瞑想は、一点に集中すること。瞑想の基本は、**調身**、**調息**、**調心**です。中でも**調息**は最も重要なことのようです。まず、姿勢を正すこと、次いで**呼吸を整えること**、そして心を一点に集中することです。座禅もマインドフルネスも瞑想も共通しているようです。

第2章第3節2および本章第3節2で記述しました、ティク・ナット・ハン師の著『**般若心経**』に載っていましたマインドフルネスの具体例として、**歩く瞑想**、**コップ1杯の水を飲む瞑想**、**いんげんまめを食べる瞑想**が述べられています。例えば、歩くとき、歩くことだけに集中して、周囲のことを一切無視することのようです。道を歩いているとき、台所に行くとき、トイレに行くとき、いつも歩いているとき**歩いていること**を意識することのようです。また、**いんげんまめ**を深くみつめて、これがどのようにしてつくられたかを追求し、口の中に入れても噛みながら、**いんげんまめ**の生い立ちを雨、太陽、大地、畑、肥料、苗、農夫、その家族、労働時間などとの関係を深く追及していくことだそうです。これもトレーニング次第のようです。線香1本が燃え尽きるまでの長さ、15分ぐらいでしょうか、その程度の時間が適当のようです。

198ページに般若心経や正信偈に関して少し触れていますが、2022年5月、私の現役時代、医学博士の学位を取得するため研究生になっていた岐阜大学教育学部の春日晃章教授から、大衆の書店では見かけない大変珍しい寺院住職実践情報誌「**月刊住職**」5月号を頂戴しました。彼は、2021年、浄土真宗本願寺派尊照寺の父住職から岐大教授の傍ら、住職を継承したばかりでした。その情報誌に、彼の論説「**健康寿命は幼児期からの身体活動量で決まる**」が掲載されていました。公衆衛生的には幼児期の身体活動量が高齢期の健康に影響することに興味がありましたが、五感健康の立場でみると、本書に是非とも引用したい箇所がありましたので、そこを全文掲載します。

長年にわたって職業別長寿の統計調査で第1位が宗教家（僧侶）である。40

歳で高齢者と言われた時代でも法然上人80歳、親鸞聖人89歳、一休禅師80？歳というように名僧と言われた人に**長寿**が多い。つまり科学的に考えれば、この職業独自の特性が長寿に繋がる要素を兼ね備えていると推測できる。宗教家の食や生活習慣も現代においては極々一般的であることが殆どであろうし、何が他の職業と異なるのだろうかと紐解いていくと、二つの要因が考えられる。一つは、毎日、何度も**お経を唱える**ことによる心肺機能への好影響。二つ目は、**読経や瞑想**により副交感神経に優位に働くことによるリラクゼーション効果がもたらす精神的ストレスからの解放、である。高齢になっても腹式呼吸を用いて大きな声でお経をとなえることは体幹の筋肉や心臓、肺への適度な負荷にも繋がり、機能低下を抑制する効果があるのか、腹式呼吸すると副交感神経の働きが高まり、リンパ球が増えて免疫力が高まるのか、いろいろな科学的仮設が思い浮かぶが、実証されているわけではない。

『月刊住職』（2022年5月）から引用

本書でも五感健康法として、腹式呼吸、読経、念仏、写経、ヨーガ体操、森林浴などを列記しています。また、68ページに、**クナイプ自然療法**（私は自然健康法と称したいのですが）について簡単に記述しました。つまり、水（浴）療法、薬草や食事、運動などと並んで、秩序（精神）療法があることを記述しましたが、そこでは自らの宗教家（神父）自身のためではなく、一般市民に**秩序療法**を奨励しています。この秩序療法の項末には、春日教授が言う宗教家が自薦していることと同様に、座禅、お経・念仏、写経など宗教家が日課として行っている**修行**をメンタル不全対策として行ってはいかがかと述べています。これらは、単なる生活習慣病予防ではなく、広く健康寿命の延伸に作用するものと考えます。

③運動健康法

五感健康法の中に運動が入っているのに違和感を感じる人が多いようです。運動は、五感のうちの触覚に関係があります。触覚という感覚は、触覚、温覚、冷覚、圧覚、痛覚など、何かに触って感ずる感覚と思われがちです。しかし、触覚には皮膚の奥の振動覚、位置感覚、運動感覚、平衡感覚なども含まれます。このような**深部感覚**がありますので、五感健康に運動を入れても納得できるのではないでしょうか。

私は、以前から運動を触覚による五感健康法の一つとして説明してきました。**足裏健康法**がそれです。足の裏を刺激する方法、歩く、走るなど足裏から刺激を受けています。**郡上踊り**など、踊りも足裏からの刺激があります。しかも、位置、平衡などが含まれれば、姿勢、運動そのものになりますので、触覚に運動を入れても違和感は全くなくなることでしょう。

さて、**運動健康法**としては、まず、足先からの**マッサージ**が挙げられます（手の指先からでも構いません）。マッサージは芳香も加えてアロママッサージにすることも可能です。これにつきましては、このセミナーの⑥アロマティック・ヘルスでも解説します。

次に、**ストレッチ**ですが、首、肩、腹、背中など筋肉の運動で筋肉をつけること、これには食事からたんぱく質の補給が必要不可欠ですが、この運動はゆっくりしなくてはいけません。スクワットもゆっくり時間をかけて膝を深く曲げていきます。屈伸運動のことです。椅子に座っての足蹴り出しも同様です。

ウォーキングは、有酸素運動ですからスピードが必要です。歩幅を広くして、リズミカルに歩くことです。歩くことでは、**日本舞踊**も**盆踊り**も**フリフリグッパー体操**も立派な運動となります。

運動効果の評価には、**心拍数**が簡単です。快感を感ずれば、脳内に**セロトニン**が多く分泌されます。

私は、慢性化した心房細動の持病があります。レントゲン検査で心肥大といわれ、ＢＮＰ（心臓ホルモン）値が２００以上でした。これではいけませんので、何か少し運動をしなくてはと思い、手っ取り早くウォーキングを始めました。ところが、地上では腰痛がおきますので、長時間のウオーキングができません。そこで浮力が働き、腰痛が緩和される水中ウォーキングを始めました。２０１８年2月から20メートル・温水プールで**水中ウォーキング**を始めました。初めは２００メートル、徐々に５００メートル歩行をしてみましたが、運動効果が全くありませんでした。9月ごろから歩行距離を延長して１０００メートルにしましたところ、ＢＮＰの数値が１００前後に下がりましたので、多少はこの運動による効果が出たのかと自己満足しています。１０００メートルには20メートル・プールを25往復しますが、私は遅く40～45分かかります。もう少しスピードアップす

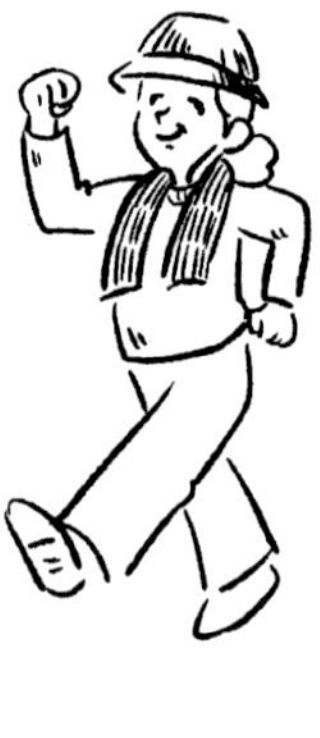

れば運動効果がもっと上がるでしょうが。

水中ウォーキングから帰宅後、生野菜を小丼1杯と**かに棒**小パック、または**ちくわ**4本（120g）を、昼食としています。最近は、豆腐80gとえだまめ50g（正味30g）を追加しています。筋肉がつけば、うれしいのですが。

最近は、うっ滞性皮膚炎にかかっていますので、水中ウォーキングを休止しています。そのかわり昼食には栄養に気を掛けています。山芋が混合されているお好み焼き用の粉、大さじ2、3杯、牛乳50gに溶かします。そこに卵1個分、しらす25gパック、刻みネギ少々、刻みキャベツ一握りを混ぜて焼き揚げます。ときには花かつおをのせます。ブロッコリーを50g添えます。管理栄養士に褒められた昼食です。調理時間は、先の運動後の昼食に比べて時間がかかっています。

2019年夏ごろから右肩関節周囲炎（俗に言われる五十肩）にかかり、整形外科医の指導で、**プーリー（滑車運動）**をしています。これは、自作の、頭上の滑車に通したロープ両端の握り手を持ち、両手を交互に上げ下げする運動のことです。スピードも時間も指示がありませんので、自己流で行っていますが、私は、さきの音彩セラピーで記しました**美しき青きドナウ**（10分間）を視聴しながら毎日、運動してきました。半年ぐらい前から痛みが軽減しましたので仕事に就いていますが、現在は完治しました。

④健康食と健脳食

生活習慣病をはじめ、病気のほとんどの原因が食に関連しています。優れた食生活をしているといいましても病気を予防し、健康を保持するには1～2年では評価できず、評価には5～10年、いやそれ以上の年月が必要でしょう。長い年月の悪い食生活の積み重ねが**アルツハイマー認知症**や**生活習慣病**につながりますので、これらの予防のためには毎日の食生活に力を注ぎ続けなくてはなりません。

健康食、**健脳食**に関しましては、拙著『**五感健康法を愉しむ**』に詳述してありますが、そのうち、主な部分だけ抜粋して、ここに再掲します。

まず、はじめに同書に掲載しましたものは、**受験生のための食生活**という新聞記事を参考にして書いた文章です。

受験生のための食生活

人は**炭水化物**、**脂質**、**たんぱく質**をエネルギー源としています。その中でも脳は、もっとも効率のよい**ぶどう糖**をエネルギー源として利用しています。しかし、ぶどう糖は脳以外の場所でも大事なエネルギー源でありますので、肝臓でグリコーゲンとして貯蔵されています。必要に応じてそれを使っていきます。よく朝食を抜く人がいますが、からだにはそれほど問題がありませんが、脳には影響が出てきます。ですから**脳**を働かすためには、エネルギーを供給するために1食も、特に朝食は抜かないようにしていただきたい。

脳の働きは神経細胞間の情報のやり取りが重要で、それを担うのは**神経伝達物質**です。神経伝達物質はさまざまな細胞を刺激したり、逆に興奮を鎮めたりして、知能、学習、記憶、ホルモンの分泌など重要な機能をコントロールしています。

この神経伝達物質は**たんぱく質**を分解してできるアミノ酸で形成されています。ですから、たんぱく質を含む食品（魚介類、卵、牛乳など）を十分に摂取することが、脳の働きをスムーズにするためにとても重要です。**青魚**に含まれる**ＤＨＡ**（ドコサヘキサエン酸）は、これは必須脂肪酸ですが、神経細胞の神経伝達のスピードを速め、脳細胞を活性化するため、記憶力や学習能力がアップするといわれています。

また、**大豆**に含まれる**レシチン**も、記憶の形成に重要な役割を果たしています。さらに、**牛乳**、**乳製品**に含まれる**カルシウム**は集中力を高めますし、**魚**や**海藻類**に含まれています鉄は、疲労や思考力低下をもたらすという**貧血**を防止します。

このように、偏りのないバランスのとれた食事をすることが脳を育て、脳の働きを良くするといえます。

拙著『五感健康法を愉しむ』から引用

次に、雑誌プレジデントに掲載されていました日本医療栄養センターの井上正子所長の**記憶力の減退を防ぐ健脳食**を参考に、拙著『五感健康法を愉しむ』に記述しましたものを再掲します。

記憶力の減退を防ぐ健脳食

脳が活発に働くためには良質な**たんぱく質**が必要です。

グルタミン酸はグルタミン、アスパラギン、アスパラギン酸などとともにたんぱく質を構成する主要なアミノ酸です。**グルタミン酸**は脳に多く含まれ、神経伝達に関与しています。たんぱく質の一種である**トリプトファン**は、神経細胞同士が情報を伝達するときに必要な神経伝達物質、セロトニンの原料となります。**セロトニン**は催眠効果や**メラトニン**の材料になり、うつ病との関係もあります。このような良質のアミノ酸組成をもったたんぱく質は**魚肉類**や**牛乳**、**卵**、**大豆**などに含まれています。やはり神経伝達物質でありますが**ドーパミン**は快感ホルモンですが、**大豆**、**湯葉**、**きな粉**などに含まれるフェニールアラニンからチロシンとなり、そのチロシンからドーパミンができますが、ノルアドレナリン、アドレナリンも生産されます。

脂肪では、頭がよくなると話題になっているＤＨＡは**魚類**に含まれている脂肪酸で、神経細胞同士の結合部を強化する働きをします。神経細胞は海馬の一部を除き死滅する一方ですが、海馬は神経細胞同士の結びつきを増やし、強化することで脳の働きを活性化できます。ＤＨＡは**ブリ**、**マグロ**、**ウナギ**など脂の乗った魚に多く、**イワシ**、**サンマ**、**サバ**など青魚にも多く含まれています。

ＤＨＡと並んで注目されているのが**ＥＰＡ（エイコサペンタエン酸）**で、血液中のコレステロールや中性脂肪を減らして血液をきれいにする働きをしますから、脳内での血管障害が原因で起こる認知症の予防になります。これを多く含んでいるのは、**イワシ**、**サバ**、**サンマ**などの青魚です。脂肪は空気に触れると酸化して劣化しやすいので、できるだけ新鮮なものをとるようにしたいものです。

酸化を防ぐ抗酸化効果がある**ビタミンＣ**や**ビタミンＥ**も脳の健康に欠かせない栄養素です。例えば血管をつくる細胞内で酸化が進み細胞を傷つけてしまいますと、**認知症**や脳梗塞、動脈硬化などの原因となります。遺伝子を傷つけると**がん**を引き起こすといわれています。酸化は様々な病気や老化の元です。脳やからだを酸化させないために、**野菜**や**果物**からバランスよくビタミンＣ、ビタミンＥをとることが大切です。

もう一つ脳によい食品の代表は**大豆**です。大豆に含まれるレシチンは、体内で分解されてコリンとなる伝達物質**アセチルコリン**の材料です。神経細胞同士の情報伝達がスムーズとなるわけです。また、アルツハイマー病など認知症の予防の切り札になると期待されています。

枝豆、**豆腐**、**納豆**、**もやし**など**大豆食品**は身近にとることができます。また、**卵**、**レバー**、**ビール**にもレシチン、コリンは含まれています。

そして、食品はもっとも栄養の豊富でおいしい**旬のもの**をとること、脳やからだの働きに負担となるので食べ過ぎないように、**腹八分目**を守ることです。

拙著『五感健康法を愉しむ』から引用

本書100ページで述べました健康法実践リーダー養成講座の一コマ、大島清京都大学名誉教授による**心身一如の実践**の講義の中で、**まごたちはやさしい**という言葉が発せられ、これが私には強く印象に残っています。豆、**ゴマ**、**卵**、**牛乳**、**ワカメ**（海藻）、**野菜**、**魚**、**シイタケ**（きのこ）、**イモ**、のことです。バランスのよい食品ということです。

2006年に閉所しました岐阜県老人障害予防センターは、当時、岐阜女子大学の小川宣子教授をリーダーとしました**健脳食**検討会を立ち上げ、高齢者のための健脳食指針を作成していただきました。これは「**健康づくりのための食生活指針**」に準じた、高齢者の健康保持と認知症や脳卒中の予防のための食生活としての**健脳食生活指針**ともいうべきものです。これについては、拙著『**五感健康法を愉しむ**』に書いてありますので、省略しますが、健康食と**健脳食**とは区別できないほど類似しています。指針で強調されていましたのは、**楽しく美味しく食べましょう**（五感健康法）、**食事のバランスを保ち、規則的によく噛んで食べましょう、調理食品や外食を上手に組み合わせましょう、水分をよく摂るように、生活を見直しましょう**などです。

私は、2016年から自炊をしていますが、脳の働きを活発にするという**健脳食**に気を掛けています。私の自慢の贅沢な**健脳朝食**をご紹介します。まず、**もずく**あるいは**めかぶ**40g、1パックを食べます。ただし、最近は**もずく**や**めかぶ**などビタミンK含有量の多い食品は食べないようにしています。その理由は、本項末の夕閑帳コラムに記してありますので、ご参照ください。**バナナ**を1本食べます。カリウムが多いようです。フライパンに**オリーブ油**を引いてみじん切りの**たまねぎ**大さじ2杯（最近は**きのこ**またはブナ**シメジ**を20ｇほど加えています、さらに、ミニトマト、3～4個、二分して加えます）と**ミンチ肉**大さじ2杯を炒め、**塩コショウ**で味付けし、**とき卵**を垂らし、オムレツを作ります。**トマトケチャップ**をかけて出来上がりです。以前は、**ミニトマト**を大きさに寄りますが、3または5個、2分してオムレツ上に添えていましたが、最近は前記のようにオムレツに入れています。**モカ7ｇドリップコーヒー**を1カップ、砂糖なしで**牛乳**を少々（2～3㎖）注ぎます。**ライ麦パン**1枚に、8切**海苔**1枚、または**ちりめんじゃこ**一つまみ、その上に**シュレッドチーズ**大さじ2杯、またはスライス**チーズ**1枚、その上に**パプリカ**（大赤パプリカなら8分の1またはピーマン小1個）をトッピングして、オーブントースターで焼きます。**ミカン**1個またはイチゴ2～3個、または**キウイ**1個を添えます。調理所要時間約30分。食後、**ヨーグルト100ｇに亜麻仁油**スプーン1杯を垂らし、さらに**きな粉**または**おからパウダー**（**最近はハトムギきな粉にしています**）をスプーンに3杯加えて食します。また、鉄分ヨーグルト70ｇまたは鉄分葉酸ヨーグルト75ｇに、きな粉スプーン2杯加え、亜麻仁油スプーン1杯垂らし、食することもあります。

オリーブ油には、バージンオイルとピュアオイルとがあります。前者は果実を絞って過したものです。この中で最高クラスのものをエクストラバージンオイルといいます。香りや風味がよいのが特徴です。香りを生かすためにドレッシングに使うなど、加熱せずに生で味わうのがお勧めです。ピュアオイルはバージンオイルを精製したものと未精製のものを混ぜてつくられたものをいいます。炒め物や揚げ物などさまざまな料理に使いやすいのが特徴です。オリーブオイルにはオレイン酸が含まれており、悪玉コレステロールを減らし、動脈硬化や高血圧などの生活習慣病を予防します。オレイン酸は大腸内で潤滑油の働きをして便を排泄しやすくします。また、強い抗酸化作用のあるビタミンEが豊富です。美容効果も期待できます。

オリーブオイルの他に、**亜麻仁油**がありますが、これには健康に良い脂肪酸が豊富です。すなわちオメガ3系脂肪酸、オメガ6系脂肪酸、オメガ9系脂肪酸が含まれていますが、中でもオメガ3系脂肪酸が豊富です。オメガ3系脂肪酸の代表的なものはαリノレン酸で、必須脂肪酸です。これは体内で、ＤＨＡ、ＥＰＡをつくります。ＥＰＡは善玉コレステロールを増やす効果があります。また、ＤＨＡは、脳内の神経伝達を担うシナプスや精神の安定を担うセロトニンの材料となり、認知症予防や精神安定にも良いといわれています。亜麻仁油は、非常に酸化しやすいので加熱調理には不向きです。出来上がった料理にかけて生で摂取するか、サラダのドレッシングなどに使用するのがお勧めです。ヨーグルトにかけるのもよいでしょう。これは私が摂取している方法です。

サラダ油や**ごま油**には、オメガ6系脂肪酸のリノール酸が豊富で、これは悪玉コレステロールのみならず善玉コレステロールも下げますので、取りすぎに注意してください。加工食品に多く使用されています。加熱しても酸化しにくいので、炒め物、揚げ物に使えます。

オメガ9系脂肪酸は、**米油**、**アボカドオイル**に豊富ですが、オリーブオイルにも含まれています。これは必須脂肪酸ではなく、体内でもつくられます。健康にも美容にも効果があります。

なお、先に述べました私の自慢の健脳食から、最近はもずくやめかぶなどビタミンK含有量の多い食品は食べないようにしていましたが、ここ数か月、ワーファリンへの影響を調べてもらいましたら、摂取しても問題ないようですので、またもずくを食べるようにしています。もずくを食べないようにしていた理由は、夕閑帳コラムNo.416に記してありますので、ご参照ください。

416　野菜不足には青汁

一人暮らしで、最も大きな問題は食生活。中でも野菜摂取の不足は大問題である。国の「健康日本21」の中で、栄養・食生活での野菜の1日当たりの摂取目標量は350g以上だが、私は250gにも達していない。それを危惧した次女は、ネットで調べて、某社の青汁を持参してきた。**青汁**は製造会社により素材が異なっている。大麦若葉、ケール、桑の実、明日葉、クマザサなど緑の濃い植物を原材料としている。栄養成分は、ホウレンソウ、ニンジン、トマト、ピーマンなどに比べて優れている。350gへの補完に十分な健康食品と思われる。

◇

私には約20年前から心房細動という持病があるので、**ビタミンK**の合成を妨げる作用があるワーファリン（抗凝固剤）を服用している。ワーファリンを服用しているとビタミンKの含有量の多い食品を摂取できない。大麦若葉、ケール、明日葉など青汁の原料にはビタミンKが豊富で、一般には優れた健康食品だが、私には残念ながら不適である。

◇

私は納豆が好物であったが、ワーファリンを服用し始めてからはビタミンKを多く含む納豆を摂取していない。青汁も断念せざるを得ない。ビタミンK含有量とワーファリン服用量の関係の研究が進めばありがたいのだが。

（2017年2月27日）

拙著『五感健康法あれこれⅢ』から引用

⑤**自律神経刺激健康法**

健康法の冠を自律神経としましたが、正確には主に**副交感神経刺激健康法**のことです。私は、福田稔著『**実践「免疫革命」爪もみ療法**』（講談社＋α新書）に感化されて、30年以上、**爪もみ**を実践してきました。私の長続きできている健康法の唯一のものです。彼の著書の中に、爪もみ（薬指以外の8本の爪の根元をもむ）は、**副交感神経優位**となり、アセチルコリンの分泌を高め、顆粒球を減少させリンパ球を増し、活性酸素を減少させるので、いろいろな症状が改善すると述べています。この爪もみは東洋医学でいうつぼ「**井穴**」を刺激することと同じです。

私は、**爪もみ**で不思議な体験をしています。これには妻も立ち会っていましたので、私の一人よがりではありません。2013年9月、99歳になる妻の母が他界しました。母の死の数か月前から爪もみをしてあげていました。いつも気持ちよさそうに手のひらを広げてきました。言葉が発せられませんでしたので、顔の表情で心地よさそうだと判断できる状態でした。死の直前、危篤状態の母は両手を固く握りしめていました。私が左手のうち小指を伸ばして爪先をもみ始めましたら薬指を伸ばし、さらに親指まで伸ばしてきました。心電図、血圧などのモニターには波形らしいものがほとんど見られなかったのですが、爪もみを始めてから一瞬、意味不明の波形が大きく現れましたのには驚きました。指に温かみを感じていました。そばにいた妻は「まだ命があるのでは」とささやきました。が、やがて主治医の「ご臨終です」の言葉で我に返りモニターを見ると、波形も消失し、指も冷たくなりましたので、死を確認しました。死の直前には、最後の命へのあがきがあるのでしょうか。

東洋医学では、からだにはエネルギーが密集する場所、**つぼ**があり、そこを刺激すると、関係する器官や内臓が活性化するとのことです。**つぼ**では**副交感神経**が優位となり、免疫力が高まるともいわれています。親指と人さし指との間の**合谷**《ごうこく》という**つぼ**は交感神経と副交感神経を刺激するもののようです。

母が他界して3年後、妻は、すい臓がんで他界しましたが、何年前からかはわかりませんが、母の他界後、すい臓がんが発見され、直ちに摘出手術を受け、抗がん剤投与を続けましたが、最後はトルソー症候群（がん細胞が分泌するムチンやサイトカイン、組織因子などが血栓を形成して、それが飛んで脳卒中発作が起こるとのこと）で他界しました。死の直前まで、**湧泉**の**つぼ**を抑えると心地よいと感じていたようです。意識不明の状態になっても湧泉の**つぼ**を抑えると、もっと押せという反応を示していました。妻は合谷や井穴を嫌っていましたが、湧泉の**つぼ**は好きだったようです。湧泉は合谷と同様に**万能つぼ**といわれるように心身の気の巡りを良くする作用があり、副交感神経だけでなく交感神経にも働きかけをしているようですので、これこそ合谷と同様に**自律神経刺激健康法**に該当するのかもしれません。

ストレス解消などのために**自律訓練法**というのがあります。自分のからだに、自ら

重たい、**温かい**と暗示をかけるようにして、交感神経と副交感神経のバランスを取っていくものです。

深呼吸法とへそ下3寸（7・5センチという人もいますが、通常は9センチ）の**丹田呼吸法**も副交感神経刺激による健康法といえます。呼気と吸気の腹式呼吸では副交感神経と交感神経の繰り返し刺激になります。腹を膨らませたり、へこませたりすると、腹の奥の仙骨神経叢を刺激することになります。呼吸には、1、2、3で息を吸い、4、5、6で息を止め、7、8、9、10、11、12で息をゆっくり吐くというペースではどうかと専門家は言っています。瞑想にはこのペースがよいようですが。

笑いは、**NK細胞**を活性化して免疫力を高めることで、よく知られていますが、自律神経のバランスを整えるのにも作用しているようです。笑うと副交感神経が優位になりますので、交感神経とのスイッチが頻繁に切り替わることにより、自律神経のバランスが整えられてくるようです。200ページに記しま

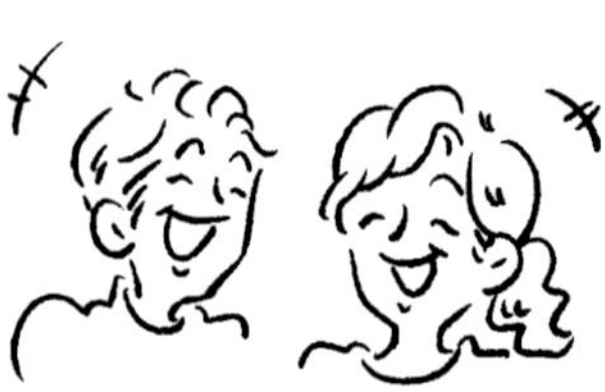

した**笑いヨガ**というのがありますが、これはヨガ体操中、他人と接触時に大笑いをすることです。
涙には、基礎分泌の涙、反射の涙、情動の涙がありますが、**情動の涙**はこらえた後、リラックスして副交感神経が働き、ストレス解消になります。

⑥アロマティック・ヘルス

アロマテラピーは、**アロマ**という芳香、良い香りという意味とテラピーという療法という意味の合成語で、**芳香療法**のことです。ここでは療法といわないで、**芳香健康法**といいます。無理に横文字にしますと**アロマティック・ヘルス**とでもいうのでしょうか。

芳香をもつ植物（ハーブ）から芳香物質だけを取り出した**エッセンシャルオイル**（精油）を使って、心とからだに同時に働きかける健康法です。毎日の生活の中でアロマティック・ヘルスを楽しむことで、病気を予防し、心とからだのバランスを整えます。特にストレス解消に有効です。

精油は、植物の生命力をもつ自然のエッセンスで、植物の花、葉、茎、樹、根、種子、樹脂などに含まれています。これは自然がつくり出した香りの化学物質で、水に不溶ですが、アルコールや油には溶けます。また、空気、光、熱、湿度によって劣化が進みます。

１００ｇのドライフラワーから取れる精油の量は、**ラベンダー**で２・０㎖（40滴）、**ペパーミント**で１・４㎖（28滴）、**ローズマリー**で０・８㎖（16滴）だそうです。このように取れる精油量で判断しますと、ローズマリーがいかに貴重なオイルであるかが理解できます。

精油には、クスリのような作用があります。２００種類以上の成分がありますが、単品使用よりも２～４種のブレンドがより効果的といわれています。

児玉良治著『**精油の楽しみ方**』（全通出版、１９９７年）によりますと、基本の精油８種は、**イランイラン**、**スイートオレンジ**、**ゼラニウム**、**ペパーミント**、**ユーカリ**、**ラベンダー**、**レモン**、**ローズマリー**だそうです。

精油の効用として、次のようなことが挙げられます。

［殺菌作用・抗菌作用・抗真菌作用］　直接的原因の病原菌やかび、ダニなど微生物、

昆虫に作用し、菌の増殖を防ぎます。

［消炎作用］皮膚の粘膜に生ずる炎症の予防に使われますが、局所的な使い方に限ります。

［鎮静作用・興奮作用］中枢神経に作用します。リラックス、リフレッシュ作用があります。

［血行促進作用］循環系に対して作用します。心拍数、血圧、呼吸を整えます。

［利尿・発汗作用］体内にたまった尿、汗を体外へ出します。

アロマティック・ヘルスは嗅覚刺激から大脳辺縁系、そして全身へと作用しますが、アロマッサージは経皮吸収で皮膚、循環、そして全身に作用します。マッサージがとても効果的のようです。

2022年3月、次女が夫の母（田村佳央子さん）から、私にと、興味あるタイトルの本を預かってきました。それは、鳥取大学の浦上克哉教授執筆の『**アロマの香りが認知症を予防・改善する**』（宝島社、2014年）という本でした。五感健康法と関係がありそうでしたので、早速、読了しました。浦上教授は、認知症の初期の症状である、物忘れが現れる以前から嗅覚の機能が衰え始めていることを突き止めて、その対応にはアロマセラピーが有効と思いついたようです。この嗅覚の機能低下は、奇妙なことに香りのよいものは感知できるが、腐ったものなど不快な臭いが判別できないというのです。ならば嗅神経を効果的に刺激すれば、認知症は改善され、予防できると確信したようです。**昼は交感神経を刺激**するという意味で、アロマペンダントに**ローズマリー・カンファー2滴とレモン1滴**を浸透させて、最低2時間、ペンダントをぶらさげていること。**夜は、副交感神経を刺激**するために、置き型タイプのアロマディフューザーに、**真正ラベンダー2滴とスイートオレンジ1滴**を垂らして、最低2時間、嗅いでもらいます。すると6週間前後に嗅覚が戻ってきたとのことです。165ページに香りの脳内回路を記していますので重複しますが、浦上教授の本にも嗅神経の流れが記してありますので、念のため引用させていただきます。におい分子は鼻腔を通り嗅細胞から出た繊毛の嗅覚受容体で受け止め、嗅神経を介して嗅球へ伝達し、海馬や扁桃体など大脳辺縁系の視床下部へ伝達します。通常、神経細胞は再生しないと考えられていますが、嗅細胞や海馬の細胞は再生することがわかってきました。そこで、においの刺激で海馬や扁桃体のある視床下部に伝わり機能が衰えた部分を活性化させることができて、その結果、認知症の予防、改善ができるとのことです。

私は、アロマで認知症は予防できると考え、健康なうちからアロマティック・ヘルスを提唱してきました。**アロマテラピー**は、病気の予防、衛生を主眼に命名した用語です。アロマセラピーともいいます。両者はほとんど同じ意味とのことですが、ネットで調べますと、セラピーは英語読み、テラピーはフランス語読みです。セラピーは医療行為が含まれていますので、臨床医は好んでセラピーを使っています。浦上教授も臨床医ですので、彼は著書の中では**セラピー**（**治療**）を用いています。先の音彩セラピーでも、臨床医がからんでいますし、音彩セラピーの発想はアメリカで生まれたものですから、セラピーを用いているのでしょう。

私は、個人的には**ラベンダー**一辺倒のアロマニストです。旧高鷲村の牧歌の里、アロマ館での体験から**ラベンダー**に憑かれて以来、ラベンダー以外、眼中にない状態になっています。現在でも自己流の**ラベンダー芳香健康法**をしています。すなわち、たまにですが、浴槽に垂らして入浴することがあります。精油ですので、1～2㎖の牛乳またはアルコールに数滴ラベンダーを垂らしたものを注いで入浴しています。香りが良いですが、眠くなると危険ですので、飲酒しないときに限定しています。日ごろでは、小皿に乾燥した茶殻や木片を敷き、そこに3〜4滴ラベンダーを垂らし、最近はローズマリーを2滴追加し就寝しています。**爪もみ**（指1本30秒×8本）、21回**深呼吸**、**合谷**、それに**般若心経**を声を出して唱えて就寝していますので、何が効いているのか不明ですが、よく眠れるようです。多少はラベンダーが作用しているものと思っていますが。トイレにはラベンダー芳香の香水瓶を置いています。口臭対策には、ペパーミントタブレットを舐めています。最近は、**なたまめ歯みがき**で歯みがきしていますが、周りから口が臭いといわれなくなりました。

⑦景観健康法

本項の①音彩セラピーで色彩健康法について触れていますが、ここでは色彩も含めた景観に焦点を当て、**景観による五感健康**について、少し考えてみたいと思います。

わが国には、**景観法**という法律があります。これは、２００４年6月に公布されています。都市、農山漁村等における良好な景観の形成を図ることを目的としています。

景観法の基本理念に、**良好な景観**とは「国民共通の資産」「地域の自然、歴史、文化等の人々の生活、経済活動等の調和により形成」「地域の固有の特性と密接に関連」「地域の活性化に資する」「保全のみならず新たに創出することを含む」とあります。まさに本章第6節に書きました、南飛騨地域の「五感健康のまち」づくりビジョンは、この理念に沿ったものといえます。しかし、五つの町村の五感それぞれの構成要素を羅列したに過ぎず、景観への配慮は全くしていませんでした。

ブリタニカ国際大百科事典小項目事典によりますと、景観は、一定範囲の地表空間、すなわち目に映じる景色、または風景とあります。一般に自然景観と人文景観とがあるようで、**自然景観**（**風景**）は、水、地形、植生などを構成要素とし、**人文景観**は、人間の経済的、文化的活動の営みによって形成されたものをいうようです。両者の構成要素を分析し総合して地表空間の特性を明らかにする地理学研究の一つが景観論のようです。

堀繁東京大学名誉教授の講義によりますと、景観とは、「人が**視点**（見ている場所）から見ること（視覚像）」と定義しています。景観の理解には何を、どこを見ているかが大切で、見たいもの（**理解の手がかり**）と見やすいもの（**物理的距離による大き**

さ、角度）とがあるようです。

２５０ページの唯識思想では、**感覚心**は五感のことで、だれもが共通して景観を感知していますが、景観の良し悪しを判断する**情緒心**は、末那識のエゴ心がかなり関与していますので、個人差が出てきます。しかし、大脳内の扁桃体が配慮を価値判断してくれますので、配慮の受け止め、例えば、五感を通して見えているものが自分に配慮していると感じる（理解）ことができれば、**よい景観**と感じることができます。景観が自分を優しく誘い込んでくれるような、人を丁寧に迎えてくれる（歩道、ベンチ、休憩場など）**配慮**が感じられれば、よい景観と判断できます。人は、五感から、なかんずく視覚から感動するような景観を見れば、脳の活性化となります。それには、安らぎ、優しさを与えてくれる配慮が必要です。

１９７１年、初渡独して、周囲に山がなく、小高い丘上の広大なぶどう畑の景観を眺めたとき、感動して、五感健康を想起しました。帰国後に北海道美瑛などで同様の景観を見て、日本にも絶景があることを知り、人生35年間、わが国の良さの見識がなかったことを恥じたものです。いずれにしろ、五感健康発想の原点は、景観です。

『五感健康あれこれⅡ』に景観健康法に関するコラムがありましたので、その全文を掲載します。

353　カフェテラスから五感健康法

4月下旬、土曜日の昼下がり、数年ぶりに長良公園を散策した。公園内に入り、丘に登り「花のテラス」を周遊しながら異国情緒のする「沈床花園」を見下ろし、青空に映えた新緑の金華山を眺めた。

◇

妻が家具、照明、カーテンなどインテリアを販売している「ホーム・ガーデン・バムズ」の店内を一覧している間（15分ほど）、私は一人、バムズカフェテラスに腰掛け、ホットコーヒーを飲むことにした。公園側に顔を向けていると、先ほど眺めた金華山とはやや異なり、公園越しの新緑の金華山は癒し効果満点の景観に映った。カフェ内から流れてくる曲（ブラジル音楽ボサノバとのこと）を聞きながら香り豊かなコーヒーを味わっていると、ドイツに単身滞在した折、カフェテラスから青空に映えた広大な新緑の麦畑、背景の丘陵の景観と重なってきた。

何気なく座ったカフェテラスで、店内から流れる音楽（聴覚）を耳にしながら、周りの木々を揺らす風のそよぎ（触覚）を音楽と併せ受け、コーヒー（嗅覚、味覚）を味わいつつ新緑の景観（視覚）を満喫している「15分」は癒しの時間であった。

これを週1回程度、体験すると五感健康法の一つ、**景観健康法**になるのでは。

（2015年5月21日）

拙著『五感健康あれこれⅡ』から引用

◇

3．五感健康の部屋（リビングルーム）

270ページに、「**色彩と健康**」**から五感健康法セミナー**という岐阜新聞夕閑帳コラムの全文を掲載しました。そこに記しましたように、五感健康法セミナーは、カラーコーディネータ、船橋あつこさんからの報告から生まれたものです。彼女がホテル**せいらん**の食堂をよい雰囲気にするために壁をオレンジ色にしたことに、後藤明社長が感激し、五感健康法に興味を抱いてくれたとか。それを契機に、船橋さんを介して、私は後藤社長と懇談する機会を得ました。話を進めていくうちに、ホテル**せいらん**で、五感健康法セミナーを開催しようということになりました。講話だけでは、つまらないので、館内で五感を快適に刺激することを選び、企画することにしました。当時1000円ぐらいの会費（かなりの赤字だったようです）で、午前中に鉄泉**温泉入浴**（触覚）し、オレンジ色に染まった食堂（視覚）で、**フランス料理**（味覚、嗅覚）を堪能していただいた後、一つの感覚／月についての講話と実技（聴覚）を受けてもらう企画でした。2回目（後期）には社長の弟、NHKの後藤繁栄さんが、たまたま帰省された機会をとらえ、1コマ講話をお願いしました。大変好評でした。3回目（前期）のセミナーの途中で、後藤社長が急逝されましたので、この回のセミナーだけは完了させて、それ以降は残念ながら閉講してしまいました。3回を通じて、参加人数には増減がありましたが、セミナーを楽しみにしていた人は結構、大勢いました。

本節の第1項で、ぎふ綜合健診センターの**けんさんの館**での五感健康法セミナー開催の経緯について述べていますが、これは、あくまで、ぎふ綜合健診センターの善意で行われていることで、参加費は無料にしています。ここでは、ホテル**せいらん**でのセミナーとは異なり、フランス料理も温泉入浴もありません。ただ、私が単純に1時間、**講話**するだけのセミナーです。岐阜新聞やネットでの宣伝のお陰でしょうか、毎回20人ほどの参加を得ています。多いときは30人以上になったこともあります。2020年はコロナ禍で開催できませんでしたが、今後どうなりますか。

2021年、私は85歳と後期高齢者になりますので、親から相続しました、暮らすことができないほど老朽化した建物を解体し土地を処分しようと考えました。ところが、娘たちから、私自身の終の棲家を造り、自宅介護が受けられるようにマンションから転居し、多少地域に貢献することを考えたらどうかとの提案がありました。何年住める（生きられる）かどうかわかりませんが、更地にして新築建設を決断しました。その際、少し広めのリビングルーム（**五感健康の部屋**）をつくり、そこで10人程度の規模のセミナーを開催しようかと思案しました。コロナ禍でしたので、知人だけに声をかけて、ミニセミナーを開催しています。コロナ禍が終息しても10人は無理で、公募はしないつもりです。10人分の椅子は用意しましたが、少し窮屈になりそうなので6人ぐらいにしようかと考えています。地域に貢献というよりも私自身の脳活のためのミニセミナーです。

けんさんの館でのセミナーに準じた**視聴覚**を中心のセミナーを企画して実行しています。**①音彩セラピー講話とＤＶＤ視聴、②講話：回想法とマインドフルネス、③講話：健脳食と健康食、④爪もみ実技と自律訓練法実技、簡単な運動実践（スクワットなど）、⑤基本精油８種試臭とアロママッサージ実技、⑥講話：動物介在健康法とぬいぐるみ（まだ購入していません）接触実技**など。以上のことを月１回のペースで６回を１単位として講話をしています。また、10冊以上の拙著をすべて陳列していますので、閲覧していただこうかとも考えていましたが、今のところ、閲覧する人はいません。もっぱら、拙著『**五感健康の力**』をテキストに講話しています。もちろん、無料ですが、場合によっては実費あるいは参加費を頂戴することが生ずるかもしれません。事務局がありませんので資料はつくりません。講話のあと、コーヒーや紅茶を飲みながら懇談してもよいと思っていますが、コロナ禍が完全に終息していませんので、今のところ接待はしていません。私好みの、砂糖なしの牛乳数滴滴下したモカドリップコーヒーや長良川温泉若女将会オリジナルブレンド紅茶**長良川〜風の香り〜**で懇談をと考えてはいますが。

第8節　フレイルとその対策、特に栄養

1．フレイルの概念と特徴

２０１６年出版の拙著『五感健康法あれこれⅡ』に、「フレイルということ」というコラムを掲載しています。その全文を再掲します。

322　**フレイルということ**

フレイルとは、「もろい」、「薄弱な」と和訳されている。日本老年医学会は、この5月、高齢になって心身が少しずつ弱っていく段階を「フレイル」と名付けたとのこと。従来の「虚弱」では悪いイメージを持たれやすいし、背景の多面性を言い表していないという理由で、このような横文字が用いられたらしい。

◇

米国のフリード博士は、①体重が減った、②身体活動量が低下した、③疲れやすくなった、④握力が低下した、⑤歩く速度が低下した、の5項目中3項目

以上あれば「フレイル」とする指標を提案しているそうだ。京都大学の荒井秀典教授は、①椅子に座った状態から何も捕まらず立ちあがっている、②週に1回以上外出している、③以前に比べて歩く速度が遅くなってきた、④6か月間で2〜3キログラム以上体重減少があった、⑤5分前のことが思い出せない、⑥わけもなく疲れたような感じがする、の6項目中、2項目以上に問題が出た人は要介護認定につながりやすいことを示している。

◇

介護予防には筋肉、骨、関節など運動器に関すること、閉じこもりにならないような社会的対応が迫られる。これにはロコモティブ・シンドローム対策が需要では。

（2014年9月20日）

拙著『五感健康法あれこれⅡ』から引用

このコラムは、当時、送付されてきました医学界新聞の一面に、フレイルのカタカナの大文字が載っていたのが目に留まり、何だろうと読んでから内容を要約して執筆したものです。コラム中、荒井教授の6項目のうち、①と②の設問では「いいえ」の回答を、プラス加点し、③以降の設問では「はい」の回答をカウントしています。念のため申し添えます。

このコラムは、新聞からの情報でしたが、予防医学第60号（2019：1）に掲載された西原恵司・荒井秀典両氏の「健康長寿社会におけるフレイルの考え方とその意義」という総説（学術的）ですので、このほうが正しいと判断し、コラムと重複しますが、フレイルの概念を重ねて記述します。このフレイルは、2014年に日本老年医学会が提唱した概念で、**Frailty（虚弱）の日本語読み**です。フレイルとは、高齢期に生理的予備能が低下することで、ストレスに対する脆弱性が亢進し、生活機能障害、要介護状態、死亡などへの転帰に陥りやすい状態のことのようです。筋力の低下により動作の俊敏性が失われて転倒しやすくなるような身体的問題のみならず、認知機能障害やうつなどの精神・心理的問題、独居や経済的困窮などの社会的問題をも含む概念だそうです。

フレイルには、①加齢による脆弱性：すなわち恒常性の低下、口腔機能低下、疾病、低栄養など、②介入による健常状態への可塑性：すなわち適切な介入により再び健常な状態に戻りうる可塑性を有する、③要因の多面性：すなわち**身体的要因**（筋肉低下、筋肉量減少、運動器機能低下、ロコモティブ・シンドローム、口腔機能の低下など）、**精神・心理的要因**（うつ、軽度認知障害など）、**社会的要因**（閉じこもり、独居、孤立化、孤食など）という①、②、③の三つの特徴があるようです。

加齢などにより筋力や筋肉量が減少すると活動量が減り、エネルギー消費量が低下します。さらにその状態では食欲が湧かなくて、食事の摂取量が減り、たんぱく質をはじめとした栄養の摂取不足による低栄養の状態となります。低栄養の状態が続くと体重が減少し、筋力や筋肉量が減少してきます。いわゆる**フレイル・サイクル**という悪循環が起こります。その結果、転倒や骨折あるいは慢性疾患の悪化をきたし、要介護状態になる可能性が高くなります。筋力低下、筋肉量減少などをサルコペニアといいます。このサルコペニア、運動器全体の機能低下となることを、ロコモティブ・シンドロームといいます。これについて、拙著『五感健康法あれこれⅡ』にありますので、全文を再掲します。

308　ロコモティブ・シンドロームとその対応

昨年から「第2次健康日本21」の岐阜県版、「第2次ヘルスプラン岐阜21」が始まっている。これは健康増進法に基づき、県民1人ひとりが自覚して生活習慣病予防を中心に実践するように県レベルで計画を立てることになっている。

◇

生活習慣に6つの領域があり、その一つに「身体活動・運動」がある。そこにロコモティブ・シンドロームという言葉が登場してきた。それは腰痛や関節症などの運動器障害のことで、40代後半から増加する所見である。つまずきやすい、15分以上歩けない、横断歩道を青信号中に渡りきれない、2キロのものを持ち歩けないなど。これらは寝たきりにつながる。

◇

計画では、ロコモティブ・シンドロームを予防・改善するために意識的に体を動かす運動習慣を身につけるように奨励されている。そのためには健康レクリエーションもしくは触覚を中心とした五感健康法、すなわち、よく歩くこと、森林浴などを推奨すべきでは。もちろん体力があればスポーツ活動、からだを動かすイベントに積極的に参加することが体力づくりになる。

（2014年6月7日）

拙著『五感健康法あれこれⅡ』から引用

フレイルに精神・心理的要因がありますが、軽度認知障害（MCI）、うつ、認知症などは脳血流の低下で生じます。これに関してもコラムがありますので、全文を再掲します。

310 認知症予防

2001年10月、飛騨古川に県老人障害予防センターが設置された。認知症や寝たきりなどの老人障害を予防するため「五感健康法」の活用を市町村に提案し、老人障害予防活動の普及啓発を図ってきた。私はほかに職に就いていたので、そのセンターの月1日所長に就任した。

◇

去る3月下旬、岐阜大学主催の「脳を守る」シンポジウムが岐阜大学サテライトキャンパスで開催され、翌日、岐阜市医師会など主催の「大切な人を脳卒中から守るためには」の市民公開講座が、岐阜市のじゅうろくプラザで開催された。両者とも私自身の健康上、密接に関係があるので受講した。認知症は根本的には治療させることが困難なので、早期に正しく診断され治療をうけること。わずかな異変にも受診をして早期対応を図ることの大切さを再認識したが、予防には、ストレス対策、食生活・運動など一般的な生活習慣病対策を遂行することが必要と感じた。

◇

認知症に至る前のＭＣＩ（軽度認知障害）段階で、複数の動作、作業を同時に行うことが予防には大切であり、何よりも楽しく継続すること、それには園芸、料理、旅行、温泉、学習、囲碁・将棋など、いわゆる五感健康法を遂行することが重要では。

（２０１４年6月21日）

拙著『五感健康法あれこれⅡ』から引用

先のフレイルの特徴①、②、③のうち、③要因の多面性（三つ）の一つ、社会的フレイルには、閉じこもり、独居、孤立、孤食があります。岐阜県老人障害予防センターにおける活動の基本的ねらいは、第1章第1項でも触れましたように、お年寄りが日ごろから人の集まりやすいところに積極的に出向いて、世間話やニュースに関して、「質」の高い交流をしていきながら、その場でさまざまな健康法、それも日常生活の中で実践できる、ごく自然で、最もなじみやすい、わくわくするような楽しい健康法。すなわち趣味娯楽の類いの健康法。それは何か、それを探索すること、つまり、閉じこもり、独居、孤立、孤食を打破するための健康法を探索することでした。その私たちへの回答が五感健康法だったわけです。したがいまして、岐阜県では、フレイル予防には、市町村に対して、この五感健康法を啓蒙普及に努めることにしました。

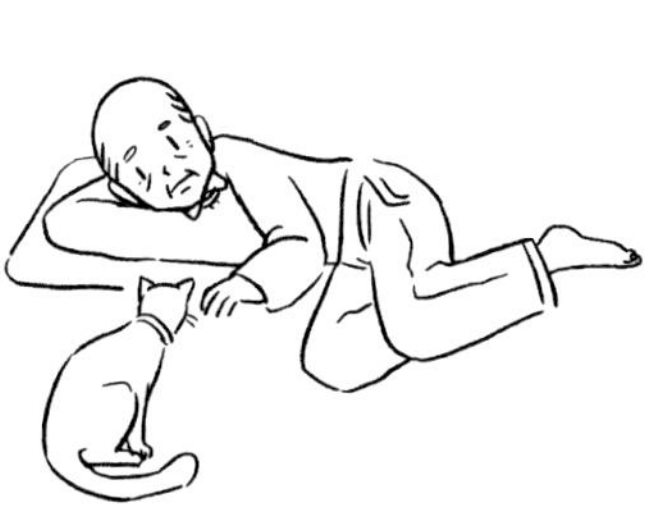

2. フレイルへの栄養介入

手にしました、『100年時代の健康法』（サンマーク出版、2020年）の著者北村明彦氏は、彼の書中で、「心臓病やがん、脳梗塞などの病気がなくても、人は歳を取れば、必ず衰える、誰もさけて通ることができない、いわゆるフレイルが今、医学的にも公衆衛生的にも注目されている、これには有効な対策、すなわち、筋力、栄養、社会参加の3本の柱があり、これらへの介入が必要」と介入の仕方を丁寧に説明しています。本章第7節2の④に**健康食と健脳食**を1講話分、掲載していますが、北村氏の著書では、フレイルへの栄養介入として記述されていますので、若干私見を加えていますが、引用させていただきました。

北村氏は、3本の柱のうちの一つ、低栄養に対するフレイル対策の基本は、食生活であるとして、まず、幅広く、なんでも食べることがいいといっています。つまり包括的に食べることが推奨されています。本章の第2節と第7節で、バランスの良い食生活に関して、「まごたちはやさしい」を啓蒙してきました。すなわち、ま（豆類）、ご（ゴマ）、た（卵）、ち（牛乳、乳製品）、は（ワカメなど海藻類）、や（野菜類）、さ（魚介類）、し（シイタケ、きのこ）、い（イモ類）の9品目のことです。北村氏は、「さあにぎやか」に「いただく」という言葉を用いています。すなわち、さ（魚介類）、あ（油）、に（肉）、ぎ（牛乳、乳製品）、や（緑黄野菜）、か（海藻）、い（イモ）、た（卵）、だ（大豆製品）、く（果物）の10品目からなっています。このうち、少なくとも7品目を毎日食べればよいと。フレイル予防には、エネルギー量もある程度確保する必要がありますので、ご飯、麺類、パン類のいずれかを毎日食べるように指導しています。1食の量の目安は、ご飯なら1膳、麺類は1玉、食パンなら6枚切り1枚程度、ご飯50グラムが80キロカロリーにあたります。ご飯1膳は100gから150gなので、160から240キロカロリーとなります。病院では全粥のことが多いのですが、1膳180gで、カロリーに換算すると180キロカロリーです。一般の栄養指導では、量はあまり考慮しないで、食品数だけで食事の質や栄養を判断していますが、北村氏は、10品目の食品の毎日の目安量を示しています。

魚介類は70g、片手一つ分

油は10g、大さじ1杯
肉は50g、片手一つ分
牛乳・乳製品は200g、片手一つ分、コップ7分目
緑黄色野菜は100g以上、生は両手、加熱後は片手一つ分
海藻類（もずく、またはめかぶ）は少量～40g
イモ類は50g、片手一つ分
卵は50g、1個
大豆・大豆製品は50～80g、片手一つ分
果物は200g、片手一つ

一部、私の生活体験から勝手に手を加えていますので、ご了承ください。

以下に、北村氏が噂に左右されず、エビデンスに基づいた情報から述べている肉類、炭水化物、野菜について記述しています。

肉は多すぎても少なすぎても問題といっています。一般に肉類を摂りすぎると大腸がんのリスクが上がるといわれています。また、コレステロールも上がると動脈硬化

をきたしますが、これは細胞膜の材料になることで知られ、さらに神経を守る働きもあり、性ホルモンをつくったりしますので、不可欠なものです。コレステロールが不足しますと、脳内小動脈が破裂するおそれがあります。脳出血も心臓病も起こりにくい総コレステロール値は１８０～２２０ｍｇ／dℓ保つ必要があります。油では、バター、脂身などはコレステロールを高めますが、オリーブ油、菜種油、ごま油にはリノール酸、ＤＨＡ、ＥＰＡなどがあり、健康にはよいのですが、量が適量でなくてはいけません。青魚、大豆など健康食品を摂ることが大切です。

たんぱく質はフレイル予防、特にサルコペニア予防には欠かせませんが、毎日60ｇ必要です。肉だけでは３００ｇ食べないといけない量になります。先ほどの10食品とご飯などから、たんぱく質60ｇを摂ることが可能のようです。筋肉をつけるためにたんぱく質はしっかり摂ることが必須です。

近年、糖尿病予防の見地から、糖質制限が推奨されています。その矢面になっているのがコメで、その結果、消費減となっています。米食推奨のために、岐阜新聞夕閑帳に「日本は米食文化」というコラムを執筆したことがあります。その全文を再掲します。

170 日本は「米食文化」

10年ほど前に「稲―コメ―ごはんを食卓でむすぶ」というテーマで「岐阜―食を考えるみんなの会」(通称みんなの会)の10周年記念・岐阜―食シンポジウムが開催された。そのとき、「みんなの会」の会長の責務として「ごはんの持つ力」と題して基調講演を行った。「ごはんにはカロリー、たんぱく質など栄養学的な利点が多く含まれているので、ごはんをもっと食べよう」と強調した。

◇

岐阜市の伊奈波神社の社報「伊奈波さん」に中西正幸國學院大學教授の「穂波ゆたかに」と題した一文が掲載されていた。わが国はコメ本位の食文化をもっているが、これは揺るぎない神道理念に基づいている」と述べている。コメという言葉には生命の「い」と根っこの「ね」、つまり「生命の根源(いね)を凝縮したもの」という解釈があるそうだ。稲の祭りには日本人の生命を養い続けてきた、稲を主食とする文化的な特性があるとか。

◇

近年は主食がパン、麺類になっているが、わが国の食文化としてはコメが揺るぎない主食の座を占めているし、栄養価も高いので、できるだけ主食を「米食」とするようにしていければよいのだが……。

（２０１１年１月21日）

拙著『五感健康法あれこれⅠ』から引用

このコラムに記しましたように、**ごはん**にはカロリー、たんぱく質など栄養学的に利点があります。コラムの中の基調講演の要旨は、拙著『日常的・非日常的な五感健康法』（岐阜新聞社、２００５年）に掲載しています。コメ単品で１日当たりの供給熱量は、他の食品に比べると飛びぬけて多く、低脂肪で、たんぱく質の含有量も多く、しかも植物性たんぱく質が豊富ですので、牛、豚、鶏などの肉よりも効率よく摂取できます。原則的には、先の10食品とご飯などで摂れますので、先の10食品群の量に気を配れば糖質制限を気にしなくても十分、フレイル対策になります。ご飯は、すし飯や五目飯などと異なり、塩を用いていませんので、減塩効果もあります。

ビタミンＢ12は、認知機能と関係しているので、補給しておく必要があります。Ｂ

1は、糖質を脳のエネルギーに変える働きがあり、ビタミンB群は脳の元気を保つ上に欠かせないと強調しています。イモ類は糖質のほかにビタミン、ミネラルが含まれています。海藻にはカロリーは少ないけど、ミネラルと食物繊維を豊富に含んでいます。青のり、アオサなどには葉緑素、カリウム、マグネシウムなどミネラルが含まれています。焼きのりには鉄分、ビタミンB12、ビタミンK（血液凝固作用に関与）、葉酸、ビタミンC（抗酸化作用）があり、これらはフレイル予防上価値ある食品です。サケ、イワシ、サンマ、カレイ、しらす干しなどには、たんぱく質、カルシウム、ビタミンDもありますので、積極的に摂取してほしいものです。

イモ＋ブロッコリーを一緒に食べると筋肉を増やす効果があります。ビタミンC、抗酸化作用も豊富にあります。

北村氏は書中で、フレイル対策として、以下のことを強調しています。すなわち、品目数の多い食事を心がける、たんぱく質＋ビタミンB（肉、卵、魚、大豆製品＋野菜類）で筋肉を維持する、カルシウム＋ビタミンD（魚、乳製品）で骨の健康を、イモ類や海藻類にもビタミン・ミネラルは豊富と心得る、

炭水化物の摂取を忘れずに、
さらに、注意点として、
野菜は生よりも調理して食すること、
みそ汁は1杯程度にとどめること、
ゆっくり、よく噛んで食べること、
減塩に気を付けること、を挙げています。

本節の冒頭に引用しました西原氏らの総説では、フレイルへの栄養介入について、次のように述べています。栄養状態はフレイルと関連があり、微量栄養素、特に血清ビタミンD低値がフレイルのリスクとなる。バランスの取れた良質の食事はフレイルを予防する可能性がある。栄養教育や栄養補助食によるフレイルへの単独介入効果は低く、運動療法との**併用療法**が推奨される、とありました。また、運動介入について、歩行、筋力、身体運動機能、日常生活活動の活動度を改善して、フレイルを予防できる、フレイルの発症と進行を予防するには、レジスタンス運動、バランストレーニング、機能的トレーニングなどを組み合わせる多因子運動プログラムが推奨される、とありました。

第9節　脳寿命を延ばす「認知症予防」

２０２１年１月、ある書店で、**『脳寿命を延ばす　認知症にならない18の方法』**（文藝春秋、２０２０年）というタイトルの単行本が目に留まりました。中でも**脳寿命**というユニークな題字に引きつけられました。この単行本の著者は、若年性アルツハイマー病を専門としている新井平伊順天堂大学名誉教授でした。精神医学を専門としている権威者が認知症にならない方法を記述していますので、おそらく脳血流を高めるエビデンスを多くお持ちで、それに関した方法が紹介されているだろうと思い、ぜひ、その方法を会得したく、早速、その単行本を購入しました。私たちが提唱している五感健康法は、もともとは認知症や寝たきりにならないように、あらかじめ実践しておくほうがよさそうな健康法のことですので、これと照合しようと楽しみに読み進めました。臨床家の予防法には私たち公衆衛生側では気づかないような面があるだろうとの期待と興味もありました。

まず、同著の第2章に、認知症には脳の老化を早める要因があるということで、生活習慣病、特に糖尿病、高血圧、脂質異常症が挙げられていました。これらはいずれも血管の老化を加速化させるので、早めに治療しておくことと記述されていました。

認知症発症は脳の老化、脳血流に支障をきたすことから始まりますが、以前、私たちも血管について検討したことがあり、それに関して、拙著『**五感健康法あれこれⅢ**』に夕閑帳のコラム、**血管年齢と老化予防**を掲載しています。関係がありそうですので、コラムの全文を再掲します。

427　**血管年齢と老化予防**

私が公衆衛生学教室に入って10年経ったころか、指先容積脈波と動脈硬化との関係を調べたことがある。その後、私の現役時代の同僚、高田晴子医博は加速度脈波と血管年齢について調査研究している。高名な日野原重明先生のご講演では必ず登場するウイリアム・オスラー博士は「人は血管と共に老いる」と述べていたとか。血管が硬くなるのは加齢に伴い血管の壁が厚くなったり、動脈の内側にコレステロールなどがたまったりするためといわれている。

◇

血管内皮細胞から血管収縮物質であるエンドセリンと血管を柔らかくする一酸化窒素などが出るらしい。加齢で一酸化窒素が出にくくなり、血管の柔軟性を失う。血管内膜の内皮細胞が弱り、食生活の悪化などが重なるとコレステロールなどがたまって血管が狭まり、血栓ができやすくなって心筋梗塞や脳梗塞などを誘発するとか。

◇

加齢による影響は避けがたい。加速度脈波で血管年齢をチェックして、あらかじめウォーキング、ジョギングなどの有酸素運動の励行、魚・海藻類、緑黄色野菜などを摂取する食習慣の励行、喫煙習慣の払拭など、日常生活に注意して老化予防に努めることが肝要では。

（2016年10月19日）

拙著『五感健康法あれこれⅢ』から引用

脳血流に支障をきたす血管の老化が先行しますが、続いて、脳の神経細胞の老化が生じます。加齢に伴って脳の神経細胞は減少しますが、脳血流が悪くなりますと一層、神経細胞の減少は加速します。そして意欲が低下してしまいます。人間の精神活動の基本は**知性、感情、意思**といわれていますが、新井教授は**知能、感情、意欲**と捉えています。**知能**は、人間が道具を使ったり、コミュニケーションを取ったり、社会生活を送っていく上での認知機能のことを指し、この知能を三角形の頂点に置いたとき、土台（底辺）となるのは**意欲**と**感情**であると述べています。この**意欲**がなければ**感情**が動かず、頂点の**知能**を駆使するような活動に至らず、認知機能が低下し、脳寿命が短くなるとのことです。

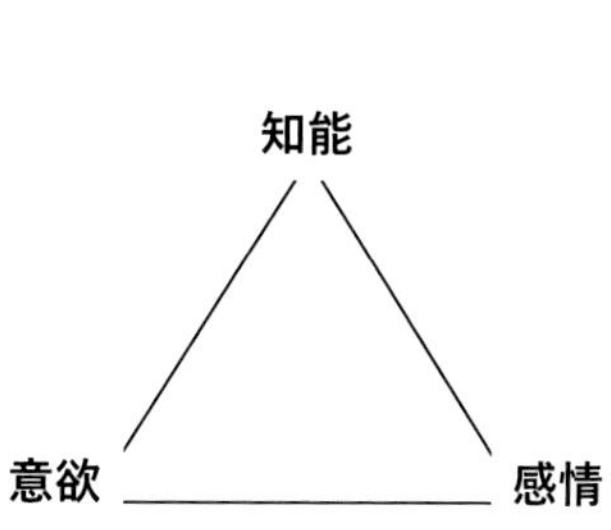

この単行本の第4章に、脳寿命を延ばすノウハウ、すなわち、認知症予防が述べられています。まず有酸素運動を週に3回、30分ぐらい行うことが勧められています。次に、ながら作業、つまり、二つ以上の仕事（**二重課題**＝デュアルタスク）を行う習慣がつけば認知予防に効果があるとのことです。これにつきましては私たちも五感健

康法推進員養成講座で、しばしば伝授してきたことです。さらに、脳寿命の延伸には、質の高く良い睡眠の励行、呼吸・聴力の管理が大切とのことです。他に、最近知った情報によりますと、転倒予防、認知症予防に噛み合わせを矯正しておくことが極めて重要とのこと。また、前頭葉の活性化には、計算ドリル、パズルなどの脳トレやトランプ、囲碁、将棋、マージャンなどが挙げられています。私も本章第2節に、日常的・非日常的五感健康法を羅列しましたが、その中に、**計算ドリル**、**将棋・囲碁・チェス**、**計算と音読**などの健康法を列記しています。

2001年、老人障害予防センターが設置された当時、**計算ドリル**が脳トレには最高ともてはやされていましたので**計算ドリル**は欠かせない健康法だったわけです。新井教授は、計算ドリル、漢字パズルなどの脳トレは脳の一定部分しか使わないので、これを繰り返していても、使わない部分の脳機能が上がらないので、囲碁、将棋、トランプ、マージャンなど対人ゲームがお勧めと強調しています。**対人ゲーム**は、相手の手を予測し、それに合わせてどう出るか考え、自分の手を決めるから、脳によいとのこと。

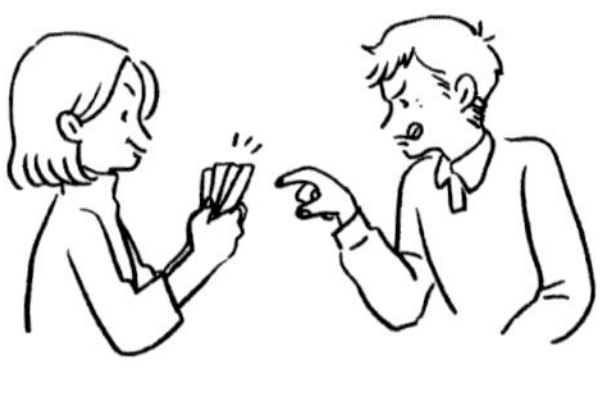

いつも同じでなく変化があり、決まった答えもない、推察し思考して判断を下す作業の連続なので、前頭葉を広く使い、脳の活性化には効果的とのこと。頭を使い、感情が豊かになり、勝ちたいという**意欲**も増す。相手とコミュニケーションを取りながら、人間にとって大事な社会性を高めることもできるので脳トレには打ってつけの健康法と絶賛しています。しかし、勝てば最適でしょうが、負けず嫌いの性格の人にはたまりません。その人には、かなりマイナスになりませんか。

新井教授のいう認知症の予防法も私たちの提唱している五感健康法もそれほど大きな違いがなさそうですので、認知症予防、脳寿命の延伸に五感健康法を積極的に推奨していきたいものです。

第10節　触覚の力

1．視聴覚が欠けての触覚

本書263ページに記しましたように、五感の働きは、視覚が87％、聴覚が7％、触覚は3％、嗅覚は2％、味覚は1％の割合になっています。中でも視覚と聴覚が情報の入り口としては、合わせて90％以上の働きをしています。その大きな情報源の入り口である視聴覚を完全に失っていれば、情報源の受容は、わずかな働きしか担っていない触覚が中心になります。つまり全盲ろう者は闇の空間に立っているようなもので、接触だけが頼りに生きていかなくてはなりません。第1章で述べましたように、視聴覚が遮断された環境下では、12、24、48時間と短時間であっても認知機能が低下してきていますし、他の実験でも脳波の徐脈化、知覚異常、刺激飢餓状態が起きています。ましてや視聴覚を完全に失っていれば、脳血流が低下し認知機能も低下してしまうのではないでしょうか。五感健康的には、視聴覚に快適な刺激を注いでこそ、脳は活性化して認知症発症を未然に防止できるものと考え、五感健康法を推奨してきました。しかし、視聴覚の入り口が完全に閉ざされていても認知機能を維持、否、はるかに高い認知機能をもっていた、ヘレン・ケラー女史は、どのような生い立ちだったのでしょうか、どのようにして五感健康が維持されていたのでしょうか。これらを探索してみることにしました。

2. ヘレン・ケラー女史に学ぶ

視覚と聴覚の重複障害者（全盲ろう者）でありながら世界各地を歴訪し、障碍者の教育・福祉の発掘に尽力した、ヘレン・ケラー女史について、触覚を中心に、どのようにして外界からの情報を得てきたかを考えてみました。

YouTubeで「ヘレン・ケラー」のブログを検索していましたら、「輝ける魂」という、1時間ほどの動画がありました。これはヘレン・ケラー女史自身の著書、『奇跡の人ヘレン・ケラー自伝』、『私の生涯』などに基づいて制作されたものです。この動画から五感健康にからむ箇所をいくつか引用していきます。

彼女は、1880年、アメリカ合衆国のアラバマ州で、早熟で利口な子として誕生。しかし、19か月後、ウイルス性脳炎か髄膜炎にかかり、高熱（最近は猩紅熱ではなかったかと考えられています）に侵され、視力と聴力を失い、話すこともできなくなったとか。いわゆる三重苦です。『奇跡の人、ヘレン・ケラー自伝』からの映画『奇跡の人』で見られますように「あ～」「う～」だけで言葉を知らず野獣みたいだったようです。両親は、ヘレンのしつけや教育に苦慮して、盲学校に相談しました結果、ヘレンが7

歳になった1887年3月3日、半盲の家庭教師、サリヴァンが派遣されてきました。サリヴァンは、この日をヘレンの「魂の誕生日」といっています。それまでの期間に、ヘレンは本能を頼りに、手招きなど60ほどの**合図**を考案していたようです。ヘレンの大脳、特に前頭葉はかなり発達していたと想像できます。サリヴァンは、しつけ、指文字、言葉を教えることに相当に苦闘したようですが、ケラー家に入って1か月後、「**井戸水**」に触れていて、水という綴り、water を**指文字**で知らせたとき、水という「もの」に水という**単語**（**名前、言葉**）が結ばれていることを認知したとか。その感動的シーンが映画『奇跡の人』でも見ることができます。蛇足ですが、奇跡の人は日本人だけがヘレン・ケラーのことといっていますが、本当はサリヴァン先生のことのようです。井戸水の件から、ものにはすべて名前があることを認識するや好奇心が募り、いっきに30ほどの単語の綴りを覚えたそうです。ヘレンの学習意欲は旺盛で、しかも記憶力は抜群だったようです。例えば、100人ほどの医師の集まりに出席していたヘレンは、数日後に、すべての医師の名前を挙げ、名前だけでなく、それぞれの医師の出身地まで記憶していたとのことです。このことに関連して、彼女には触覚と嗅覚により人を判別できる、人物の性格や年齢を把握する能力があるというエピソードが多々あるようです。また、さまざまな周波数をもっている色や音が識別できるという才能もあったようで、花の色、音楽、リズムも識別できるほど、触覚力、嗅覚力が優れていたとか。

20歳で名門大学に入学、在学中に『私の生涯』を執筆、新聞連載し、翌年出版、24歳で大学を卒業、文学士となっています。その後、政治的・人道的抗議運動に参加しています。著述家としても活動しています。

右手はサリヴァン先生から指文字を受け、左手を先生の顔に触れ、親指を**のど**（gなど）に、人さし指を**上唇**（tやpなど）に、中指を**鼻**（mやnなど）にあて、それぞれの指からの振動を受容し、サリヴァン先生の発声をまねて、最初に「it」から次々単語を覚え、発声できるようになったようです。YouTubeの「ヘレン・ケラー」のブログには、ライオンズクラブ国際大会でのスピーチのシーンの映像があります。サリヴァン先生は約50年にわたりヘレンの教師として、また友人として支えてきた「奇跡の人」であったわけです。

ヘレンは読書と自然を愛したようです。**読書**は世界とつながる術と考え、これを通して神や宗教について考え始め、神、霊、天国、地獄など霊的探究に夢中になったとか。自然界は触覚、嗅覚を刺激します。森の中を散策していると**森林浴**になり、五感健康法の実践そのものになっています。触覚から一次体性感覚野、そこから頭頂連合野を刺激し、脳活性化が図られたものと推測できます。

なお、ヘレン・ケラー女史は岩橋武夫氏からの強い訪日依頼を受けて、１９３７年4月、来日しています。その折、直ちに温故学会会館を訪れ、**塙《はなわ》保《ほ》己《き》一《いち》**の像と塙愛用の机に触れて感動していたとのこと。ヘレンは幼少期、彼女の母親から、塙保己一のことを聞かされていたからです。

塙は5歳の時、眼病にかかり、徐々に悪化して7歳の時から失明しました。手のひらに指で字を書いてもらうことで、文字を覚えたとされています。彼は、物覚えがよく、数多くの文学書を読み覚え、『**群書類従**』などを編集しています。江戸時代の代表的な国文学者です。後に幕府の盲官の最高職、検校になっています。ヘレンは、母親から塙と同様に手のひらに文字を書いてもらい文字を覚えなさいといわれていたとのこと。

実は、サリヴァン先生は、ケラー家に入る以前に、中世のベネディクト修道院が考案した指文字（アルファベット）の研修を受けて、それをヘレンに伝授したようです。手のひらに書いてもらう漢字（ひらがな）と10本の指を巧みに動かす所作からのアルファベットの覚え方とは大いに異なります。

ヘレンに訪日を依頼した岩橋武夫氏は、当時大阪盲人協会の会長で、アメリカのケラー宅を訪問し、ヘレンに日本の障碍者支援体制の呼びかけを懇願した人でした。

3．福島智東大教授の例

老人障害予防センターの月1日所長になってから、まもなく『指先でつむぐ愛』というテレビドラマがあるという情報で、早速、視聴して執筆したコラムがありますので、その全文を掲載します。

003　雰囲気をつかむ触覚

先日、『指先でつむぐ愛』というテレビドラマを見て久々に感動した。元来、私はテレビ好きで特にミステリードラマ、2時間ドラマの愛視聴者である。脳の活性化につながると理由をつけては見ているので、妻からいつも「そんなに好きならテレビと結婚すれば！」と揶揄されている。

◇

目が見えなくて耳が聞こえない大学助教授の夫と彼を支える妻との幾多の苦難を乗り越えた夫婦愛を光成沢美原作の実話に基づいて、中村梅雀と田中美佐子が演じていた。夫が自らの講演に対する会場の雰囲気を指文字で触れ合う指先からの**触覚**でつかんでいるシーンにはヘレンケラー物語を思い出させるものがあった。

◇

感覚は無意識であれば機能しないものである。関心がなければ見えても見えず、聞こえても聞こえない。関心が深ければ見えずとも、また、聞こえずとも指先の触覚だけでも雰囲気がつかめることができるが、それにはそれまでの人生体験が大きくものを言いそうである。最近、子どもたちに五感喪失？が多いと聞く。ものごとへの関心がうすくなっているからではなかろうか。

（２００６年４月14日）

拙著『五感健康法あれこれⅠ』から引用

2022年11月、映画**『桜色の風が咲く』**が封切られました。私は、その映画を観賞していませんが、YouTubeで「女優小雪」のブログを検索していましたら、その映画の予告編がありました。この映画は、盲ろう者である大学教授、福島智氏の幼年期から大学受験までの生い立ちをドラマ化したものです。このドラマは実話ですが、彼の生い立ちを五感健康的にみてみますと、彼は生後5か月で眼病を患い3歳で、外界や雰囲気を鋭敏に察知する視力のうち右目の視力を失いましたが、家庭では両親や兄たちと天真爛漫に育ち、小学校に入っても友達関係は良好でよく遊んでいたようです。テレビは目に悪いので、もっぱらラジオで落語などを聞いていましたが、9歳で左目の視力も失い、全盲になってしまいました。闇の世界に入ってしまい絶望感に浸りましたが、持ち前のポジティブ思考で「耳があるから大丈夫だ」と点字タイプライターを駆使して勉学に励んだようです。しかし、タイプライターを持ち歩く煩わしさとタイプライターの騒音に悩まされていたようです。18歳のとき突発性難聴で失聴し全盲ろう者になってしまい、受験期だけに失意のどん底に陥ってしまったとのことです。彼の場合は9歳まで視力があり、18歳まで聴力がありましたので、ヘレン・ケラーとは大いに異なり、自分の声は聞こえなくとも会話ができましたので、他とのコミュニケーションが取れていました。いずれにしろ、盲ろうになって落ち込んでいる様子を見兼ねた彼の母親が点字タイプライターからヒントを得て、**指点字**を彼に試してみたところ、彼から受け入れられ、利便性が高いと感謝されたようです。指点字は、タイプライターの持ち歩きが省略できるし、騒音もなく重宝と今では世間一般に広く普及しているようです。これを契機に大学受験勉強をして、その甲斐あって、見事、東京都立大学に合格しています。卒後、金沢大学や東京大学などの大学教官（助手）になり、バリアフリーに関する研究を積み重ねて、見事、東京大学先端科学技術センターの教授に就任しています。世界で初めて盲ろう者が大学教授になったと話題になったとか。

4．社会活動ができる触覚からの脳内回路

ヘレン・ケラーは、乳幼児期から視覚と聴覚が完全に閉ざされていましたので、光や音のない無の空間にいたと想像していましたが、果物の色がわかり、ヴァイオリンやピアノなどを聞き分ける能力があることを知って驚いています。光や音を触覚など

の感覚で、視聴覚を補完するように**脳内のニューロンのネットワークが形成**されたのでしょうか。触覚受容器の一つに振動覚があり、ナノ単位の波長の光が後頭葉の視覚野に達し、そこから側頭側に回り色を認知しているのではないかと推測しています。音に関しても、音は言葉と同じように20Hzから1万Hzほどの振動なので、これを受けた情報は側頭葉の聴覚野に達して、それを受けたウェルニッケ野で言葉か音楽か識別していたのでしょう。特に音楽、歌唱は、指文字からでなく、指からの振動を感知していたようです。ヘレンと親交のあった有名な歌手の唇やのど、鼻に直接、指を当てて歌を聴いていたとのことです。

大脳内のニューロンのネットワークは可塑性を持っていて、脳の一部が障害されても、その部位が担っていた機能を補うように障害部位の周辺などのニューロンのネットワークが再構築されることはよく知られています。このような大脳の構造上の可塑性のほかに機能も可塑性があることが研究で明らかになっています。

指の触覚から入る情報を処理する大脳皮質の部位は一次体性感覚野に限定されているものと思っていました。目隠しした健常者と**視覚障害者**が点字を読むときを、ｆＭ

ＲＩで調べてみた研究（定藤規弘教授、脳科学者）によると、健常者では視覚野（点字が解読できないためか）は何の反応もなく一次体性感覚野のみが活動しており、一方、視覚障碍者では後頭葉の**視覚野が活動**していたとのことです。また、外国には、**聴覚障害者**が音楽の音を感じたり、歌手の**喉頭部に指を当てたとき、**ｆＭＲＩでみると一次体性感覚野でなく、**聴覚野が活動**したとの報告があるようです。このことは、視聴覚障害者の場合、指からの触覚情報は一次体性感覚野に入りますが、即座に頭頂連合野の縁上回、角回に投射されて、点字などは視覚野、音、声などは聴覚野と交錯するのではないでしょうか。ここから眼窩前頭前野に投射されて快感を認知するのでしょう。また、視聴覚の代償には島皮質、特に**島皮質の後部**が強く関与しているといわれています。三重苦の持ち主、ヘレン・ケラー女史は触覚からの情報で、多く著作できたり、音楽を楽しんだり、ステップが踏めたのでしょう。触覚の働きは、五感の中では視覚、聴覚には大きく及びませんが、視聴覚障碍者には、触覚は視聴覚を補うほどの大きな力になっているものと考えられます。

YouTube の「福島智」のブログから、**指点字（触覚）からの文字情報**だけで講演や質疑討論ができている動画を見て感動しました。これも**手話通訳士**（彼の妻など）

との絶妙な絆で会話やコミュニケーションが取れているからでしょう。彼の講演で判明したことは、3歳までは両眼の視力がありましたが、その3歳から右目、9歳で左目の視力を失い、全盲者になっています。18歳で聴力を失っていますので、それぞれの年齢までの社会見聞を頼りに、コミュニケーションが取れてきました、つまり段階的に盲ろうになったので、三重苦のヘレン・ケラーとは大いに異なり、発声ができることから流暢に講演ができています。18歳までの聴覚情報が海馬、側頭葉、前頭葉に言葉となり陳述記憶（エピソード記憶、意味記憶）が記銘されていますので、聴力を失っても自分の声は聞こえないが、発声できるため講演ができ、また指点字を通しての質問に口頭で回答できています。9歳までの視覚情報は大脳に残っていますが、現時点では、映画の主演女優、母親役を演じた小雪さんのことは全くわかりません。しかし、握手したときに彼女の細長い指、肩を触ったとき自分より背が高いなどのことから、スマートな女性と感じたとのこと。

五感健康を導く力が触覚には大いにあると感銘を受けたところです。

第11節　五感健康法の有効性を評価するには

五感健康法は、健康を保つことを目的として日常的に行われる行為や方法のことですから、それが1年や2年の短期間で、有効かどうかを評価することに意味があるかどうか疑問です。五感健康法は、10年以上、あるいは生涯続けて行うことですので、簡単に有効性を評価できないのではないでしょうか。また、五感健康法は、五感を快適に刺激する健康法ではありますが、すべての人が共通して快適と感じるかどうかはわかりません。趣味娯楽もすべての人が同じとは限りません。しかし、趣味娯楽そのものは自分自身が選んだ、自分の好きなことですから飽きることなく長続きできることでしょう。すなわち、生涯行える健康法ですから、老後には、有効性が評価できることでしょう。

認知症には趣味娯楽をもたない人がなりやすいということが、私たちの調査で明らかとなりました。脳の活性化につながりそうな趣味娯楽を眺めてみますと、ほとんどが五感から情報を得て行う事柄、例えば、旅行、園芸、囲碁将棋、茶華道、テニス、卓球などでした。そこで、私たちは、認知症予防、寝たきり予防に五感健康法を提唱し始めたのでした。

まず、1人だけで行うのであれば寂しく暗いイメージがしますので、5、6人のグループでできる五感健康法をいくつか提案していくことにしました。レクリエーション・ゲーム、袋の中の宝探し、音楽健康法、芳香健康法、カラーテラピーなどです。具体的に何をするかはグループで決めることです。そして、1年、2年と年月を重ねて、飽きてくれば、グループ内で話し合い、他の健康法に変更するとか、複数の健康法を同時に行うとか、工夫することです。グループ活動で大きな役割を担うのはグループリーダーです。ですからリーダーは輪番制にして、だれもがリーダーとなり、物事をまとめる役割を担います。これも知的な五感健康法です。

私たちは、皆が〝生き生き〟として生活ができるように、五感健康法を勧めてきました。例えば、囲碁将棋の好きな人などは生き生きしています。ゴルフや釣りが好きな人は、その話になると話が止まらないほど生き生きと語ります。

認知症の診断に、「長谷川式認知症スケール」というのがあります。限られた時間と限られたスペースで、効率的かつ公平に認知機能の低下を診断するために開発されたものです。自分自身の正確な「年齢、生年月日」、今日の「年月日」、今いる正確な「場所名」、「二つ、三つの単語の記憶」、「100から7を引く引き算」などで、好ましい（正解）回答を得たほど点数を高くして、30点を満点にし、合計が20点以下だと、認知症の疑いをもつという診断法です。

私は、長谷川式認知症スケールをヒントに、**「わくわく、生き生き人間」**を健康人と設定してみました。すなわち、次の10項目が揃っている人を生き生き人間とします。

①安心感がもてる
②言葉数が多い
③顔の表情が豊か
④作業動作が機敏
⑤物事に積極的
⑥よく眠れる
⑦食欲が旺盛
⑧和を保つ

⑨他とコミュニケーションがとれる
⑩気力が旺盛

単純に、10項目のうち、1項目当てはまればプラス1点として、10項目すべて当てはまればプラス10点とします。反対に、先の私たちの認知症の発症要因の調査結果からみて、**「認知症もどきの人」**は、次のようなことでしょうか。

①不安感が強い
②言葉数が少ない
③表情が硬い
④動作が鈍い
⑤何事にも面倒くさがる（億劫がる）
⑥睡眠不足がち
⑦食欲不振気味
⑧和が保てない

⑨他とコミュニケーションがとれない
⑩無気力である

これも単純に、1項目当てはまればマイナス1点として、10項目すべて当てはまればマイナス10点とします。生き生き人間側と認知症もどきの人側の中間を「普通人間」とします。つまり①から⑩までのそれぞれの中庸を普通人間とするわけです。1項目が中間であれば0点、10項目とも中間であれば、すべて0点ですから、計0点です。だれが見てもまあまあと判断できるのを普通とするわけですから、0点の幅は非常に広く、優劣が極端な場合にのみ、プラス1点、マイナス1点を付けます。

健康法の一つ、レクリエーションのじゃんけんゲームを、むっつりしている人（マイナス1点）に行い、何か月かしているうちに、少し話すようになった（0点）、さらに数か月後には、よくしゃべるようになった（プラス1点）とか、動作が普通の人（0点）に、椅子取りゲームをしているうちに動作が機敏になった（プラス1点）とか、というように評価できないでしょうか。この評価法は個人でもグループでもできます。グループでの評価では、グループごとの五感健康法により、生き生き人間の割合が増えるかどうか、総合点数の高い、低いで、健康法の有効性が評価でき、好転の割合を上げようとするグループ間の競い合いにも用いられます。

生涯行い続けていく五感健康法を、このように評価することに意味があるかどうかは疑問です。趣味娯楽の良し悪しを評価できるのでしょうか。

家庭でも測定でき、評価することができることには、血圧、心拍数、体温、体重、肥満度、血糖値、尿検査などがあります。これらを五感健康法励行後、あるいは励行経過の途中で測定して、健康法を開始する以前と比べてみる自己評価の仕方も無駄ではないでしょう。血圧や体重などは毎日、計っていて一喜一憂はしますが、いつまでも飽きずに続けられる評価法でもあります。

家庭でも、一人でもできる健康状態の評価は、「今日は**快食**」、「今日は**快眠**」、「今日は**快便**」か、どうかを判断することです。今日も「**快適**」、「**心地よい**」であることが目標であれば、そのための健康法は、五感健康法そのものです。五感から快適な楽しい刺激を受けることを目的とした健康法だからです。

エピローグ　おわりにかえて

２００1年、老人障害予防センター開設当初から、認知症や寝たきりを予防するために、岐阜県の市町村に対して、五感健康法を啓蒙普及してきました。

拙著『五感健康法を愉しむ』、『日常的・非日常的な五感健康法』など、五感健康法に関する読み物の原稿を執筆しながら、五感健康法は、認知症、寝たきり予防に限らず、生活習慣病予防にも有効のように感じ、また、今日、産業保健の領域で注目されているメンタルヘルス不全対策にも有効ではなかろうか、と思うようになりました。これらのことは、岐阜新聞夕刊の「夕閑帳」にコラムを執筆する題材を探索しながら、そして、それらの原稿を執筆しながら「五感健康法とは何か」、「あれもこれも五感健康法ではないか」と「**五感**」から「**脳活**」、「**健康**」へと連鎖思考させながら、**五感健康**法の概念を構築しながら**五感健康法**の数を増やしていきました。結局、私たちの身の回りの、ありとあらゆることが五感健康法のように感じてきています。このような発想に至りましたのは、「夕閑帳」のコラム執筆の機会を与えていただいた岐阜新聞社のおかげです。厚く感謝しています。
実は、この夕閑帳執筆の最初から、コラムのテーマの助言、内容に厳しいチェックをしてくれていたのは、私の妻、真理子でした。その彼女は、悲しくも残念ながら、2016年7月7日、七夕の日の早朝にすい臓がんで他界しました。終始、執筆に気を掛けてくれたことに今も感謝しています。

働く人たちの間では定年問題が話題になっていますが、初め「定年70歳まで元気で過ごすための健康法」というタイトルで執筆していましたが、私自身が70歳を超していましたので、80歳にしようか、否、90歳までにしようかとも考えていました。ある仲間から、目標年齢を示すよりも「**生涯現役**」としたほうが、人を引きつけるのではないかとのアドバイスをいただき、2012年、『生涯現役で過ごすための健康法五感健康法』を岐阜新聞社から発行しました。「生涯現役」に興味がある方は、ぜひ、ご購読いただければ幸甚です。

さて、2020年発行の『1971年以降の自分史からみた五感健康法』は、五感健康法シリーズでは9冊目の出版物となり、これをもちまして、私の五感健康法関係の出版物の最終版とするつもりでした。

五感健康法発想の発端は、科研費で行いました老人性痴呆（認知症）に関する調査研究の報告書を書いているときからです。もともとは、初渡独しました1971年、ドイツで五感に響く、感動する出来事に出合うことが多かったので、そのとき以降、情報の入り口である五感（環境）と認知症に関する調査を思い立っていましたので、この報告書の考察に、ドイツ文化、特にクナイプ自然療法のことを加えて執筆しました。それらを含めて一般向けの『家庭と地域社会でできるぼけゼロ作戦』（1996年）という小冊子を発行しています。この小冊子を五感健康法シリーズの第1号と見なしますと、2020年発行の著書「1971年以降の……」はちょうど10冊目となります。

2020年発行の「1971年以降の……」は、2018年に発行しました『五感健康法あれこれⅢ』の後段に掲載しました、同題「1971年以降の……」を補完補充したものです。特に補完のために、先の『家庭と地域社会でできるぼけゼロ作戦』の書中から「家族で防ぐ『ぼけ』」の章と「地域で防ぐ『ぼけ』」の章のほぼ全文を掲載しました。理由は、それらの中に五感健康法という言葉を、すでに使用していたからです。さらに、五感健康法を語る上に必要な「健康の概念」、「脳の機能」、「恒常性維持」について補完するために、私の五感健康法の処女出版物、『五感健康法のすすめ』の書中から第1章「健康と心身一如」、第2章「五感健康法とは」、第3章「恒常性維持のメカニズム」、第4章「脳の機能と自然治癒力」のかなりの部分を再掲しました。最終版としては欠くことのできない部分と判断したからです。

五感刺激に関しましては、1年間のドイツで生活しました中で、家族全員が共通して、見て、聞いて、嗅いで、味わって、触って体感、感動した出来事が、知らず知らずのうちに、五感健康法となっていました。帰国後、日本にも感動する景観の場所、美味な食べ物、感動する演奏など、いくらでもあることを知りましたが、渡航以前には、それらに全く気づかず、渡独して初めて五感で強烈に体験しましたのが**1971年**でした。

家庭や地域で認知症、寝たきりを予防するために、**日常的に行える健康法**は、だれでも、いつでも、どこでも、簡単にできるものでなくてはなりません。費用が安価で、できれば**無料でできる健康法**が望ましいわけです。以上のように考えますと、自然界から五感を通して脳を活性化できそうな健康法を見つけなくてはなりません。そうしますと、自ずと**趣味娯楽**の類いが思い浮かびます。しかし、趣味娯楽にも個人差、費用の負担の有無もあり、一概に全員に普及できません。一般的なことは、せいぜい、花見、紅葉狩り、森林浴、自家野菜栽培、温泉入浴、ウォーキング、ラジオ体操、瞑想、座禅、料理教室などぐらいでしょうか。

２０２０年出版の『１９７１年以降の自分史からみた五感健康法』の、第４章第８節「五感健康法セミナー」には、私自身が実践してきています五感健康法を紹介がてらに、６種類だけですが、掲載しました。その他の五感健康法、そのものにつきましては『日常的・非日常的な五感健康法』並びに『介護予防のための五感健康法』からの健康法のタイトルだけの記載で済ませました。ところが、五感健康法と本のタイトルを付けながら、健康法の記載が希薄で、**五感健康**のことばかりとの批判があり、２０２２年発行の『**五感健康の力**』には、五感健康と五感健康法との違いを述べる第１章を新たに設け、また、「五感健康法あれこれⅠ～Ⅲシリーズ」の中の、いくつかのコラムを加えました。

その後、『五感健康の力』をお読みいただいた先輩同輩から、いろいろご示唆をいただきましたので、それらを参考に補完させていただき、さらに、私自身その後、得た知見やご恵贈いただいた書籍などから関連する部分を引用させていただき、それらをまとめて、本年、お陰様で米寿が迎えられることを感謝しながら、『補遺版　五感健康の力』を発行することにしました。先の『五感健康の力』には、第2章に、初渡航に至った経緯や振動障害に関する研究について、少し詳しく記述しましたが、本書では、それらをカットしました。

さらに、視聴覚を失っても、立派に認知機能を保持、向上してきた**ヘレン・ケラー女史**などのエピソードを盛り込んだ書としました。**触覚力**の大きいことを強調しました。読後、ご感想などございましたら、ぜひお知らせください。また、ご指導、ご鞭撻のほどお願いいたします。

高齢者の皆さんは、家に閉じこもるのでなく、外に出て仲間をつくって、積極的に五感健康法を励行していただきたいと思います。五感健康法といわず、自分自身の趣味娯楽をもって、それを励行していただければ、それで十分です。仲間ができなくても自分自身で趣味娯楽を生かして過ごすことです。

煩悩を捨てて、プラス思考で過ごしましょう。家族、周りの人を喜ばすことをしましょう。冗談を言って、他人を笑わせましょう。明るい家庭をつくりましょう。明るい地域社会をつくりましょう。

ご購読いただいた皆さん、五感健康法をしましょう。日常的にも、非日常的にもできる五感健康法をしましょう。皆さんのご多幸とご健祥を祈念いたします。ご購読、ありがとうございました。

著者紹介

岩田 弘敏（いわた ひろとし）

医師、医学博士、岐阜大学名誉教授

1936年生まれ、旧姓長坂、愛知県新城市出身。

1962年、岐阜県立医科大学（現岐阜大学医学部）卒業。68年、同大学院医学研究科修了（医学博士）。70年、岐阜大学医学部助教授（公衆衛生学）、71年（1年間）と82年（3か月）に客員教授として旧西ドイツ、バート・クロイツナッハのマックス・プランク研究所へ。74年、和歌山県立医科大学教授（公衆衛生学）。77年から2年間、和歌山県の湯浅保健所長兼務。84年、岐阜県立健康管理院副院長を経て院長。85年から岐阜県立衛生専門学校長兼務。87年、岐阜大学医学部教授（衛生学）。2000年、停年退官し、岐阜大学名誉教授、岐阜産業保健推進センター所長に。2001年、岐阜県健康長寿財団老人障害予防センターの開設に伴い、所長を兼務。2006年より老人障害予防センターが改組され、所長から健康医学アドバイザー（非常勤医師）に就任。2008年、東海学院大学教授（健康福祉学部長、学長を兼任）に就任、2013年に退職。2012年から学校法人神谷学園（東海学院大学、東海学院大学短期大学部、東海第一幼稚園、東海第二幼稚園）

理事・評議員、現在に至る（2025年退任予定）。他に、YKKファスニング事業本部ジャパンカンパニー中部営業所の産業医（2021年、退任）、独立行政法人労働者健康安全機構岐阜産業保健総合支援センター産業保健相談員・運営協議会委員（2023年、退任）独立行政法人ぎふ綜合健診センターの人間ドックや施設内健診（2023年、退任）

主な著書

『振動症候群』（近代出版、1978年）、『公衆衛生学』（分担執筆、中央出版、1979年）、『有田市における「コレラ防疫秘話」』（和歌山県立医科大学公衆衛生学教室、1984年）、『衛生学的にみた「レイノー現象」』（共著、新制作社、1992年）、『家庭と地域社会でできる「ぼけ（老人性痴呆）ゼロ作戦」』（岐阜新聞社、1996年）、『新しいパラダイムに向けての「公衆衛生」』（新企画出版社、2000年）、『五感健康法のすすめ』（2002年）、『五感健康法を愉しむ』（2004年）、『日常的・非日常的五感健康法』（2005年）、『五感健康法　生涯現役で過ごすための健康法』（2012年）、『五感健康法あれこれ』（2012年）、『五感健康法あれこれⅡ』（2016年）、『五感健康法あれこれⅢ』（2018年）、『1971年以降の自分史からみた五感健康法』〈2020年〉、『同著一部改訂』（2020年）、『五感健康の力』（2022年）（いずれも岐阜新聞社）、『介護予防のための五感健康法』（農文協、2007年）など多数。

補遺版 五感健康の力

発　　行　　日	2024年7月26日
著　　　　　者	岩田　弘敏
発　　　　　行	株式会社岐阜新聞社
編 集・制 作	岐阜新聞社 読者局出版室 〒500-8822 岐阜市今沢町12 岐阜新聞社別館4F TEL 058-264-1620（出版室直通）
印　　　　　刷	岐阜新聞高速印刷株式会社

ISBN978-4-87797-336-0